REFLEXOLOGIA

Kevin e Barbara Kunz

REFLEXOLOGIA
COMO RESTABELECER O
EQUILÍBRIO ENERGÉTICO

Tradução:

Sonia Midori Yamamoto

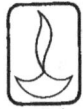

EDITORA PENSAMENTO
São Paulo

Título do original:

"Hand and foot reflexology: a self-help guide"

Edição	Ano
1-2-3-4-5-6-7-8-9-10	89-90-91-92-93-94-95

Direitos reservados

EDITORA PENSAMENTO LTDA.

Rua Dr. Mário Vicente, 374 - 04270 São Paulo, SP - Fone: 63 3141

Impresso em nossas oficinas gráficas.

A Jimmy Romero, Kris Hain, Anne Thomas e Ruth Hahn.

Nossos agradecimentos a Jan e Rol Schneider, Sue e Paul Hain, Celena Lueras, Ed Case, Larry Clemmons, Bob Dalla-more, Dave Sayer, Jill Schneider, JoAnn e Mark Mellone, Rita Zulka e nossos pais, Ruth e Kaiser Kunz e Margaret e Joseph Kurcaba.
Nossos agradecimentos especiais a Betty Colvin, Ken Shoemaker, Peter Kunz e Betsy Torjussen, por seus admiráveis esforços na produção desta obra.

SUMÁRIO

Palma da mão
Dorso da mão
Laterais da mão
Várias
Quadro sumário das técnicas

QUADROS
Reflexologia do pé
Reflexologia da mão
Zonas
Glossário de símbolos
Padrões técnicos

GUIA
Modo de usar
Lista
Uma relação sucinta de interesses especiais com sugestões a áreas de ênfase, em ordem alfabética
Modo de usar
Lista
Uma relação reflexológica de partes do corpo, em ordem alfabética

PREFÁCIO

Ainda hoje, a reflexologia tradicional deixa uma pergunta no ar: por que a reflexologia funciona? Em geral, os efeitos mais comumente descritos são: melhoria da circulação, normalização das funções glandular e orgânica, além da indução a um estado de relaxamento. Entretanto, não há nenhuma resposta bem-definida e que justifique os notáveis resultados produzidos pela manipulação de pés e mãos.

Essa incerteza e indefinição nos induziram a procurar as respostas. Uma ex-aluna e grande amiga, Ruth Hahn, indicou-nos a experiência sensorial como base para nossa pesquisa. Diretora do Miami County Rehabilitation Center for Brain-Injured Adults and Children, de Piqua, Ohio, ela havia aplicado a reflexologia como um componente importante num amplo programa de estímulo sensório. Nossas conversas acerca de problemas constatados num paciente deram início ao nosso aprendizado sobre o sistema sensorial e sua função. Logo decidimos nos tornar "interessados pesquisadores autodidatas", como Ruth. Então, nossa atenção voltou-se para a literatura científica. Os pés pareciam manter uma relação tão fundamental com o resto do corpo, que deveria haver alguma referência ao assunto em teses científicas e outros trabalhos.

De fato, encontramos a primeira alusão a essa matéria num livro básico de anatomia humana, onde topamos inesperadamente com a palavra "propriocepção". Ao prosseguirmos a leitura, descobrimos uma ligação. As definições proprioceptivas mencionavam repetidas vezes a planta dos pés, que, segundo tudo indica, fornecem informações importantes ao sistema de comunicação corporal e trocam dados rotineiramente com o resto do corpo.

Além dessa relação fundamental com o corpo, pesquisas posteriores revelaram que os pés contribuem para o estado de prontidão geral do organismo. Para uma movimentação eficiente, deve se manter uma base global de tensão muscular, chamada tônus. O nível dessa tensão é preestabelecido de modo a possibilitar o ajustamento de diversas partes do corpo a posições exatas e a manutenção dessas partes na mesma posição, apesar de forças exteriores. "Exemplo disso constituiria o ato de remar, quando uma pessoa impõe o grau de força por todo o movimento", *Basic Human Physiology*, página 461. Até o simples ato de caminhar requer uma base global de tensão, predeterminada para a execução de movimentos fluidos.

O tônus também determina a sobrevivência básica. Um desafio externo provoca um aumento generalizado no nível de tensão corporal. Considera-se o estado de alerta como uma ação reflexiva que ocorre quando o corpo é desafiado ao máximo. O nível de tônus consiste no meio pelo qual se executa essa ação. O tônus serve igualmente como um elo entre pés, mãos e órgãos internos. Quando o corpo desperta do sono ou passa de um estado de repouso à plena atividade, é o tônus que determina a eficiência e a rapidez dessa transição.

A reflexologia sempre manteve um elo entre pés, mãos e órgãos internos. A maior parte da literatura a que recorremos em nossa pesquisa descreve um tipo de *"loop"*. O estímulo sensório não só ativa e acomoda uma reação muscular e nervosa, mas também passa pelos órgãos internos. A importância desse fenômeno reside nas mensagens proprioceptivas que provocam um "alto grau de atividade estimulante". Os atos automáticos se adaptam, juntamente com todo o organismo, a exigências maiores. Em outras palavras, as mensagens proprioceptivas dos pés e das mãos fornecem ao corpo um *feedback* dos eventos externos em curso. O sistema sensorial, por sua vez, se ajusta em sua totalidade para então buscar informações adicionais e completar o quadro. Os órgãos internos são regulados com níveis de combustível adequados às exigências variáveis da situação.

A sobrevivência representa a função primária do sistema sensorial do corpo. Detecção de perigos e reação adequada constituem tarefa de todo o organismo. O estado de alerta (a reação defensiva do corpo frente ao perigo) consiste num método que aumenta a prontidão corporal visando a uma reação apropriada à situação. A locomoção é um meio que possibilita atingir esse estado de alerta, retratando a habilidade de movimento de um lugar a outro e ajudando a garantir a sobrevivência.

O próprio passo evidencia a existência de uma relação especial dos pés com o resto do corpo. Eles atuam no âmbito do sistema sensorial como órgãos sensitivos que auxiliam a detectar possíveis alterações no terreno, coletando informações para a manutenção do equilíbrio sob condições variáveis. Uma passada reflete uma mudança na postura física e contribui para o equilíbrio do corpo como um todo.

Como órgão sensitivo, o pé possui a habilidade de adaptar-se a uma variedade de terrenos e condições. De fato, os sapatos e as superfícies planas removem o elemento de desafio à função sensorial do pé. Como qualquer outro órgão sensitivo, ele tende a perder a adaptabilidade, se não for usado.

O pé também consome energia. Esse consumo depende de sua capacidade de utilizar plenamente a função sensória. O estímulo desafia esse órgão e redesperta suas habilidades de contribuir, de modo operacional eficiente. A prática, por exemplo, torna os movimentos de um atleta mais fluidos, o que permite despender menos energia. Ela permite que o pé desempenhe sua função com menor consumo de energia. Cada passo tem o potencial de poupar energia aos recursos limitados do corpo.

Aprimorar o tônus ou o estado de alerta físico constitui um meio de aprimorar o movimento. O tônus pode fixar-se, como um termostato, num nível alto demais, capaz de implicar uma reação de alerta a uma situação injustificável. A aplicação deliberada de pressão nas mãos e pés consiste num meio de descobrir esses níveis preestabelecidos de tensão (tônus) e, em última análise, alterá-los.

Todo sinal sensorial afeta o tônus de alguma forma. A reflexologia se destina a interromper de maneira consistente esse tônus. Cada interrupção leva a uma reavaliação da situação e um retorno gradual a um estado de equilíbrio.

Uma questão ainda não explicada pela teoria da reflexologia é a noção de que a imagem do corpo projeta-se sobre os pés, e é por eles representada. Trata-se da *teoria da reiteração* (que correlaciona várias partes dos pés às várias partes do corpo). Há precedente para uma representação organizacional ou disposição parlamentária no sistema sensorial. No cérebro, as informações sensórias são traduzidas para reações motoras (musculares) apropriadas. Isso ocorre no córtex sensório-motor. A imagem projetada se revela um arranjo espacial das partes do corpo refletindo a imagem corporal.

O dr. Ralph Alan Dale, numa série de artigos que associam a reflexologia à acupuntura, refere-se a esse fenômeno como "reiterativo". A reflexologia e outros sistemas que projetam o corpo como um todo sobre uma parte dele (pés, mãos, cabeça, face, etc.) baseiam-se, de fato, na teoria reiterativa.

Nos primeiros estágios do desenvolvimento, o embrião "conecta" os principais órgãos sensoriais. Essa "conexão" pré-natal pode representar a base da reiteração. A neurologia considera cada célula um participante do sistema de comunicação corporal. Um sistema sensorial altamente desenvolvido, capaz do malabarismo do caminhar humano, poderia muito bem produzir um mecanismo como o reiterativo. Pesquisas mais profundas provavelmente poderão elucidar a verdadeira natureza da reiteração e identificar outros participantes do processo.

10

INTRODUÇÃO

Após a conclusão do nosso primeiro livro, *The complete guide to foot reflexology*, nosso próximo desafio consistiu em encontrar uma resposta à questão: como realmente funciona a reflexologia. As pesquisas nos levaram a respostas que não só pareciam plausíveis, mas também geraram as técnicas apresentadas neste livro.

A resposta à questão levantada é que qualquer forma de sinal sensório altera o tônus ou o nível de tensão corporal. Segundo Sir Charles Sherrington, o pai da neurofisiologia, "uma conversa num coquetel altera a vida de uma pessoa". Com isso, ele quer dizer que somos sujeitos à influência de qualquer experiência sensorial, seja ela ouvida, vista ou sentida.

A reflexologia tradicional tem sido praticada como uma forma de experiência sensorial de pressão intensa aplicada às plantas dos pés. As informações fornecidas por essa experiência se revelam efetivamente vitais à habilidade física de caminhar. Parado ou andando, a forte pressão exercida sobre a planta dos pés ajuda o corpo a manter sua posição. Necessita-se de uma enorme quantidade de informações para conservá-lo em posição ereta, vertical. O que dificulta muito a tarefa é o equilíbrio sobre dois pequenos pedestais, os pés. O corpo todo participa e age em uníssono em resposta aos dados de grande pressão provenientes da planta dos pés. As exigências desse princípio de estabilidade nos proporcionam um elo entre os pés e o corpo, servindo como uma fonte para as incríveis reações propiciadas pela reflexologia.

Utilizamos essas informações não só para nos ajudar a desenvolver a compreensão do vínculo entre corpo e pés, mas também para descobrir novos meios de interação com esses membros. Percebemos que a forte pressão constituía apenas um dos vários sinais sensórios locomotores passíveis de reprodução e emprego como meio de comunicação com o corpo. Tanto o estiramento de músculos quanto a angularidade das juntas também constituíram sinais sensórios que nos permitiram uma exploração mais ampla. Enquanto grupo, esses sinais são efetivamente descritos pelo termo "propriocepção", o mecanismo de autopercepção do sistema sensorial. Todos os movimentos requerem tal percepção. A própria sobrevivência, a habilidade de ficar alerta, está associada inextricavelmente a esse sistema.

Além disso, a capacidade do corpo de autoperceber-se determina sua capacidade de lidar com as tensões do dia-a-dia. Uma percepção corporal mais exata origina uma reação bem ajustada às interações diárias. Atualmente, estamos convencidos de que é possível haver uma interação com o mecanismo de autopercepção, que pode servir como interrupção dos padrões de estresse. Essa possibilidade se revela intrigante. O potencial do indivíduo reside na oportunidade de interagir com o mecanismo que regula a tensão do corpo; em essência, de trabalhar com os elementos de saúde, bem-estar, criatividade, aptidão e a qualidade da própria vida.

Este livro é um manual de possibilidades. Trata-se de uma exploração da experiência sensória aplicada em bases consistentes, padronizadas. A aplicação individual revelará os muitos potenciais dessa abordagem. Esperamos que o usuário dessas informações considere sua busca compensadora.

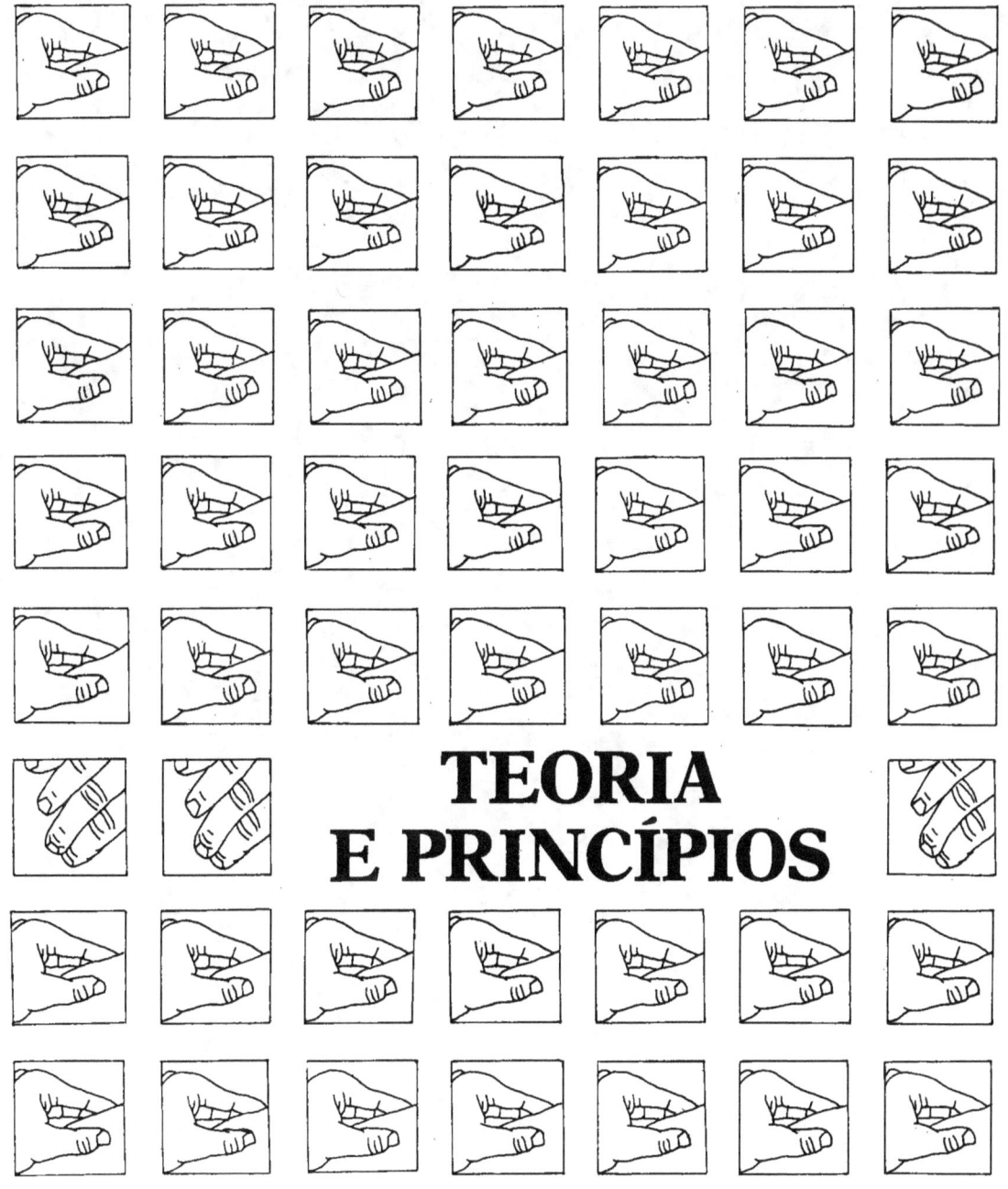

TEORIA
E PRINCÍPIOS

PÉS, MÃOS E CORPO: uma relação especial

Para o corpo, os pés e as mãos são especiais. Nenhum outro órgão sensitivo consegue tocar o mundo ao nosso redor, percorrê-lo e manipulá-lo. Os pés e as mãos sentem o que pisam e o que tocam.

A tarefa não constitui uma realização desprezível. O bebê se esforça para ficar de pé e começa uma atividade que durará a vida toda, sustentar o peso sobre duas pernas e se movimentar com uma ação comumente chamada de andar. Embora não seja o meio mais rápido de locomoção, caminhar sobre dois pés provê uma plataforma móvel que permite às mãos interagir com o mundo.

As exigências de ficar ereto sobre duas pernas requerem uma comunicação especial entre os pés, as mãos e o resto do corpo. A "linguagem" corporal utilizada para esse fim consiste efetivamente numa combinação de estiramento de músculos, angularidade de juntas e pressão intensa sobre a planta dos pés. Essa forma de comunicação, embora silenciosa, é realmente vital, pois determina a nossa própria sobrevivência.

Os pés e as mãos não só nos permitem reagir ao perigo, mas também consomem energia para atender às necessidades comuns do cotidiano. A sobrevivência e a energia necessária a ela vinculam ambos a uma relação especial com o corpo. Em caso de risco, eles participam da reação corporal geral para garantir a sobrevivência. Conhece-se essa reação como "estado de alerta", pois o organismo ajusta suas estruturas internas de modo a fornecer combustível em qualquer eventualidade. Pés e mãos devem estar prontos para desempenhar seus papéis. Os primeiros se preparam para fincar-se ou correr, ao passo que os segundos, para apanhar uma arma.

Forma-se assim o inextricável elo entre mãos, pés e corpo. Os dois primeiros provêm os movimentos necessários, enquanto os órgãos internos fornecem o combustível. Esse sistema requer comunicação e relação especiais.

O sistema também participa de atividades diárias mais rotineiras. Por exemplo, ao despertar, o corpo não só avalia as condições dos órgãos internos, mas também solicita informações sobre a própria posição. Consultam-se os pés nesse processo de posicionamento. Passa-se o resto do dia em diálogo silencioso entre os órgãos internos e os de locomoção. Cada movimento, seja para caminhar, sentar-se, levantar-se, pular, correr ou saltar, exige informações atualizadas e comunicação ininterrupta. Cada deslocamento requer uma alocação da energia corporal.

Assim, pés e mãos fazem parte das atividades cotidianas consumidoras de energia. Essa demanda forma a base de vínculos muito fortes no âmbito do sistema de comunicação corporal. Para garantir a continuidade dia a dia, o organismo apreende um padrão operacional de comunicação. Na locomoção, a continuidade é fundamental; qualquer interrupção nos sistemas de comunicação ou energético pode ser catastrófica, provocando, por exemplo, uma queda. Por isso, os sinais locomotivos exercem impacto primordial sobre os sistemas energético e sensorial, bem como sobre o nível de tensão geral do corpo. A tensão caracteriza-se como um estado de prontidão que envolve todo o organismo. Um passo requer uma grande quantidade de tensão para ser bem sucedido.

Esse alto grau de prontidão muscular não só consome muita energia, mas também deve equiparar-se com a prontidão do meio interno. A agilidade do corpo para reagir a qualquer eventualidade depende do nível de tônus ou tensão corporal global. Este descreve a comunicação constante com todas as partes do corpo que provê a capacidade de locomoção e sobrevivência. Isso demanda conhecimento da posição de cada músculo, junta e tendão. A habilidade de sobreviver requer uma percepção dos meios internos e externos. O conjunto das informações sobre ambos proporciona uma oportunidade de interação às partes do corpo que não conseguimos alcançar e tocar. Como sensores ativos do meio externo, os pés e as mãos comunicam-se, portanto, com o meio interno.

Deve-se avaliar qualquer dado sensório coletado como uma ameaça em potencial. Por essa razão, pode-se tomar qualquer sinal sensorial como um estressor, exigindo interação com o tônus do corpo. Assim, como órgãos sensitivos, pés e mãos contribuem para esse tônus. A contribuição ocorre na linguagem corporal da propriocepção. Para coletar informações sobre o movimento, há alguns parâmetros de medição muito sofisticados, como a pressão intensa da planta dos pés, a angularidade das juntas e o estiramento de músculos e tendões.

Em resumo, por serem órgãos sensitivos de locomoção, as mãos e os pés mantêm uma relação especial com o corpo. Além disso, devido a essa relação especial, servem como meios de interação com o estado de tensão e o consumo de energia de todo o organismo.

O ADMINISTRADOR DO CORPO:
APROVEITAMENTO DO MODO DE FUNCIONAMENTO DO CORPO

Todo indivíduo pode se comunicar com todo o corpo por meio das mãos e dos pés. Pode-se usar a relação especial entre os três para os seguintes propósitos:

- redução de estresse,
- economia de energia,
- desenvolvimento de maior consciência do corpo.

A possibilidade de interação torna-se uma oportunidade de administração quando se aplica a experiência sensória em bases freqüentes e consistentes. *O administrador do corpo é aquele que interage deliberadamente com uma parte dele, neste caso, mãos e pés, para influenciar o todo.* Essa interação permite a administração mais eficiente dos recursos corporais e representa o âmago do conceito de "auto-ajuda".

Energia

Trata-se de um recurso do corpo, uma base para sua economia. Encontra-se sempre em estoque limitado, mas pode-se regulá-la e conservá-la.

Exige-se certa quantidade de energia para se locomover a determinada distância. Pode-se tomar cada passo como uma unidade de energia despendida. Pequenas contenções a cada passada podem somar grandes ganhos. Quando se proporciona experiência sensória a mãos e pés com esse programa, ajuda-se a romper os padrões de estresse e permite-se a iniciação do acúmulo de provisões, tornando possível sua aplicação como investimento nas reservas energéticas totais do corpo. Pode-se aplicar as técnicas de economia de energia para atividades diárias na formação de um programa prático de conservação. Assim, a energia consumida no tônus ou na comunicação corporal global pode sofrer influência das informações sensórias aplicadas.

Sinais sensórios

Os sinais sensórios fornecem um elo de comunicação com o mundo exterior, um "relato local" de informações dos órgãos sensitivos, que afeta a organização do corpo. A percepção do solo em que se pisa, como andar na areia, cria uma demanda sobre toda a economia corporal e participa do gasto das reservas do organismo.

A aplicação de estímulo consistente e freqüente gera uma variedade de sinais que reajustam o nível de tensão no corpo. Em qualquer situação de aprendizagem, quanto mais tempo o organismo despende "praticando" algo, mais perito se torna no assunto. A prática da diversidade diminui a demanda sobre uma parte qualquer do corpo.

Locomoção

Trata-se de:

- dispêndio de energia,
- um sinal sensório,
- um participante do sistema de prontidão do corpo.

Tônus

Em termos da economia do corpo, trata-se do maior consumidor de seus recursos. A possibilidade de interação e aproveitamento do modo de funcionamento do organismo existe porque a locomoção requer organização. As mãos e os pés fazem parte da organização, da economia do corpo. Integram:

1) o consumo de energia,
2) o nível de tensão/tônus e
3) a consciência do corpo.

O tônus faz o orçamento do consumo de energia, levando em conta dispêndios anteriores, demandas presentes e interesses futuros. O processo ativo de tomada de decisão que envolve esses dispêndios é necessário à manutenção da prontidão. Dormir, por exemplo, exige um estado de prontidão diferente do da vigília.

O tônus caracteriza um processo de mutação em curso, influenciado por sinais sensórios, em particular os da locomoção.

O administrador do corpo emprega a interação com as mãos e os pés em bases freqüentes e consistentes para:

- economizar energia,
- reduzir o estresse,
- desenvolver maior consciência do corpo.

PRINCÍPIOS DA ADMINISTRAÇÃO CORPORAL

1. É possível afetar o corpo por meio de sinais sensórios.
2. Os pés e as mãos constituem órgãos sensitivos que coletam informações.
3. A informação primária coletada refere-se à locomoção (andar, correr, ficar em pé).
4. A locomoção faz parte do mecanismo de sobrevivência que garante a habilidade de ficar alerta.
5. Reúnem-se informações sobre locomoção e função de órgãos internos para assegurar a sobrevivência e estabelecer um estado de tensão no corpo, em bases diárias. Enquanto atividade, a locomoção exerce grande influência sobre os níveis de tensão por todo o organismo.
6. A locomoção consome energia.
7. O consumo de energia na locomoção pode contribuir para o desgaste do corpo.
8. Pode-se praticar os elementos de locomoção para que se tornem uma atividade mais eficiente, diminuindo o consumo de energia.
9. Os elementos de locomoção comunicam-se através de pressão, estiramento e movimento de juntas, tendões e músculos.
10. Pode-se afetar o corpo imitando-se os sinais sensórios de locomoção. Os pés desempenham um papel de particular importância no sistema sensório-motor. A aplicação freqüente de sinais sensórios variados nas mãos e nos pés produz um efeito cumulativo, cujo produto líquido consiste no rompimento dos padrões de estresse, reajustando os níveis de consumo de energia por todo o organismo e adquirindo maior consciência do corpo.

O APRENDIZADO DA LINGUAGEM CORPORAL

A função do administrador do corpo consiste em imitar alguns dos sinais sensórios capitais do organismo para comunicar-se com ele. Nossas ferramentas para o administrador consistem em reflexologia, reprodução do passo e propriocisão (a propriocisão será detalhadamente discutida em outra obra). Esses três campos de interesse representam uma aplicação organizada dos sinais sensórios principais nas mãos e nos pés.

Os sinais sensórios capitais são os da locomoção. Para suprir informações sensoriais locomotivas, imitam-se as sensações proprioceptivas. A propriocepção configura o mecanismo de autopercepção do corpo, seu auto-retrato quando em ação. A reflexologia, a reprodução do passo e a propriocisão apenas praticam a propriocepção.

Propriocepção: a linguagem do movimento

Na realidade, a prática da propriocepção começa na infância e continua por toda a vida (veja quadro). O estresse exercido sobre o corpo ao caminhar-se e seus sinais sensórios de propriocepção estabelecem um padrão de tensão em todo o organismo. A exposição repetida a estressores produz desgaste. As exigências reiteradas do andar no curso de uma vida podem contribuir para o processo gradual de desgaste conhecido como "envelhecimento".

Entretanto, o rompimento do padrão de tensão pode interromper o ciclo, propiciando "férias" da rotina. Um programa que reproduza a propriocepção suspende o padrão usual de tensão, estabelecendo novas e diferentes demandas no corpo. Um "exercício" de propriocepção produz resultados apropriados ao modo de funcionamento do organismo. A melhoria na adaptabilidade, na flexibilidade e uma mudança no vigor advêm da interrupção recorrente da tensão. Afinal, a exercitação repetida aprimora o tônus muscular e a circulação. Por que, então, o corpo não reagiria à prática deliberada da propriocepção, aperfeiçoando sua função geral de forma semelhante?

O exercício de propriocepção constitui a prática de seus elementos. Extraem-se informações de músculos, tendões e juntas da linguagem corporal de pressão e movimento. Assim, dá-se ao indivíduo uma oportunidade para interagir com o corpo em sua própria linguagem.

PERCEPÇÕES CORPORAIS

"Sensações proprioceptivas são aquelas que avaliam o âmago do estado físico do corpo, incluindo sensações como (1) tensão dos músculos, (2) tensão dos tendões, (3) angularidade das juntas e (4) pressão intensa na planta dòs pés." Guyton, Arthur C. Function of the human body, W. B. Saunders Co., 1969, p. 272.

"Qualquer pessoa que tenha observado o desenvolvimento de um bebê pode apreciar a complexidade do aprendizado do posicionamento corporal, principalmente para sentar-se, levantar-se e andar. A agitação de mãos e pés do recém-nascido revela o início de uma consciência de postura. As dificuldades do ato de sentar-se são tantas que a criança leva dois meses para dominá-lo. Ficar de pé em geral requer seis meses de experimentação, andar exige nove meses, enquanto o controle intestinal e da bexiga, dois anos. Mesmo ao completar essa idade, a maioria não desempenha todas essas tarefas com perfeição. A experiência com possibilidades de posições e movimentos ocorre em toda a infância. Andar de triciclo e bicicleta representa um desafio ao equilíbrio. Balançar-se nos aparelhos de um parque infantil, pular corda e outras formas do que se considera "brincar" consistem na verdade num processo educativo para o corpo. O adolescente desajeitado é uma testemunha viva do fato de que esse processo educativo dura no mínimo de dezesseis a dezoito anos." Reflexions, maio/junho, 1981, vol. 2, n.º 3.

"A aprendizagem do corpo quanto ao posicionamento constitui um processo de experimentação que se estende da infância ao início da fase adulta, dos dezoito aos vinte anos. Um exemplo desse processo consiste em praticar arremessos livres no basquete. A primeira tentativa poderá passar longe da cesta; entretanto, o organismo realiza ajustes musculares graduais para atingir a meta. É possível conscientemente julgar a bola 'no alvo, mas curta demais' ou 'suficientemente longa, porém desviada para o lado'. Contudo, os verdadeiros meios pelos quais o corpo direciona este ou aquele músculo para corrigir 'o desvio de alvo' ou 'lançamento curto demais' são inconscientes e cabem inteiramente ao mecanismo de posicionamento automático do corpo. É esse mecanismo que recebe adestramento na infância.

O que acontece com esse mecanismo de posicionamento na idade adulta? O aprendizado continua. Fornece-se e responde-se constantemente ao feedback proprioceptivo. Como sabemos, porém, a reação e o desempenho físico não são os mesmos na fase adulta. Não se executam arremessos livres com tanta facilidade aos quarenta ou cinqüenta anos quanto aos vinte ou mesmo trinta. Talvez um torcicolo não permita a movimentação desembaraçada do braço. Ou talvez o joelho não apresente a mesma elasticidade. O que ocorreu?

O aprendizado contínuo do posicionamento corporal dos adultos contém elementos ausentes no das crianças. Além do processo natural de envelhecimento do organismo, esses elementos incluem experiências físicas — torção do tornozelo, torcicolo, dor de estômago. Todas essas experiências fazem o corpo reagir de forma diferente. Elas modificam atividades como andar, ficar de pé e arremessar bolas de basquete. Uma torção no tornozelo obriga à alteração no modo de caminhar para minimizar a dor. Essas alterações variam do perceptível ao quase imperceptível. No entanto, a rigidez de apenas algumas fibras musculares requer uma mudança correspondente em outras fibras. A repercussão ecoa por todo o organismo. O efeito cumu-

lativo das experiências do corpo sobre seu mecanismo de posicionamento torna os arremessos livres atos diferentes aos vinte anos de idade em comparação com os efetuados aos quarenta". Reflexions, *julho/agosto, 1981, vol. 2, n.° 4.*

"Agrupam-se convenientemente sob um único tópico as sensações provenientes de músculos, juntas e tendões, não devido a suas origens anatômicas, mas por colaborarem no suprimento do cérebro com uma forma característica de informação. Sherrington chamou-a de 'sensação proprioceptiva'. Ela relata ao corpo o que ele faz e o resultado dessa ação: se os movimentos seguem de acordo com o planejado ou se sofrem obstrução. Em outras palavras, ela monitora e reformula de um momento para outro as iniciativas musculares do indivíduo.

Sem essas informações, não haveria como descobrir a localização dos membros de uma pessoa, impossibilitando-a de encontrar o próprio nariz no escuro. O sistema proprioceptivo supre o cérebro com um mapa coordenado de todos os recursos musculares disponíveis e seu atual estado de prontidão." Miller, Jonathan, The body in question. *Copyright © 1978 by Jonathan Miller. Reprodução permitida pela Random House, Inc.*

"... experiências demonstram que se pode resistir à exposição a... estressores apenas por algum tempo. Após a reação inicial de alarme, o corpo se adapta e começa a opor resistência, cujo período de duração depende da adaptabilidade inata do organismo e da intensidade do agente. Entretanto, eventualmente sobrevém a exaustão.

Ainda não sabemos exatamente o que se perde, exceto que não se trata apenas de energia calórica, considerando que a ingestão de alimento é normal durante o período de resistência. Conseqüentemente, poderia se pensar que, uma vez ocorrida a adaptação e a energia se encontre amplamente disponível, a resistência deveria prosseguir indefinidamente. Mas, assim como uma máquina inanimada gradualmente se desgasta, mesmo com combustível suficiente, a máquina humana mais cedo ou mais tarde cai vítima de constante desgaste. Esses três estágios são análogos aos da vida humana: infância (com sua característica baixa resistência e excessivas reações a qualquer tipo de estímulo), idade adulta (durante a qual ocorreu a adaptação aos agentes mais comumente encontrados e se aumentou a resistência) e, finalmente, a senilidade (caracterizada por perda irreversível de adaptabilidade e eventual exaustão), terminando com a morte." Selye, Hans, M. D. Stress without distress, *J. B. Lippincott Co. Copyright © 1974 by Hans Selye, M. D. Reprodução permitida pela Harper & Row, Publishers, Inc.*

POSSIBILIDADES DE INTERAÇÃO: ATIVIDADES COM PROPRIOCEPÇÃO

As possibilidades de interação no âmbito das relações corporais residem na imitação de sinais sensórios. Os sinais de pressão e movimento constituem os meios pelos quais influenciamos as conexões.

Para praticar os sinais sensórios de propriocepção nas mãos e nos pés de maneira organizada, aplicam-se as técnicas de reflexologia com base em certas relações locomotoras.

A reprodução do passo consiste na prática de uma variedade de sinais sensórios aplicados com base nas atribuições locomotoras dos pés: sustentação de peso e movimentação direcional.

A reflexologia da auto-ajuda implica a aplicação de pressão a mãos e pés, seja para criar um efeito estimulante ou sedativo. A pressão alternada é interpretada pelos sensores do corpo como uma situação que demanda informações adicionais. O organismo tenta "sentir" uma ameaça em potencial. O estímulo nasce da necessidade por mais combustível, na forma de glicose e oxigênio, exigido pela avaliação constante do estímulo sensorial em curso.

A pressão direta é traduzida pelos sentidos como uma necessidade decrescente de informações. A constância da pressão não apresenta nenhuma ameaça. O corpo avalia a pressão direta como uma demanda fixa, que dispensa maior atenção. A dor constitui um caso em que essa situação seria desejável.

Segundo nosso ponto de vista, a definição tradicional de reflexologia constitui na verdade uma declaração de efeitos observados. Quando se tomam as técnicas de reflexologia como a aplicação de sinais sensório-motores, esses efeitos parecem apropriadamente explicados. A locomoção e o estado de prontidão do corpo, o tônus, associam-se inextricavelmente.

"A reflexologia do pé consiste no estudo e na prática da produção, nos pés, de reflexos correspondentes a outras partes do corpo. Com técnicas específicas de mãos e dedos, a reflexologia gera reações (relaxamento) em partes correspondentes do corpo. O relaxamento é o primeiro passo para a normalização, o retorno do organismo a um estado de equilíbrio ou homeostase, em que a circulação pode fluir desimpedida e suprir de nutrientes e oxigênio as células. Com a restauração da homeóstase, os órgãos corporais, de fato agregações celulares, podem então voltar também a um estado ou função normal."

Kunz e Kunz, *The complete guide to foot reflexology*, Prentice-Hall Inc., 1982, p. 2.

USO DAS RELAÇÕES CORPORAIS

A aplicação de informações sensoriais se baseia em certas relações locomotoras. Na reflexologia tradicional, observaram-se e anotaram-se essas relações. Argumentamos que elas constituem um reflexo do processo de locomoção. Devido à grande demanda da locomoção, essas relações formam fortes vínculos.

As relações corporais

As relações locomotoras são as zonais, as reiterativas e as referenciais. Os fortes vínculos formam-se através de demandas da gravidade, perpendicularidade e organização bem ajustada de todas as partes do corpo necessárias ao ato de caminhar.

Em reflexologia, as relações reiterativas constituem o foco das técnicas. As zonais e as referenciais dão-lhes mais ênfase, além de oferecer uma alternativa quando não é possível trabalhar com mãos ou pés.

A aplicação de informações sensoriais com base em sensações e relações locomotoras gera uma variedade de exigências do corpo, permitindo-lhe assim ver-se de uma perspectiva diferente. A multiplicidade de agentes causadores de estresse na forma de sinais sensórios dá alívio ao desgaste de agentes constantes. O organismo recebe mais dados com que pode tomar decisões, ajustar-se a mudanças e atuar de maneira mais integrada.

Essa descrição de adaptação observa a natureza variável do tônus, ou estado operacional normal, em relação aos sinais sensórios. Um programa consistente de sinais sensórios resulta numa natureza alterada de tônus. O corpo reflete o que se pratica. A diversidade de estressores ou sinais sensórios diminui o desgaste em uma parte qualquer.

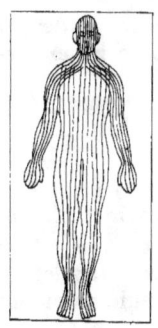

Relações zonais: guias que relacionam uma parte do corpo à outra.

A relação zonal denota dez segmentos longitudinais iguais, que se estendem ao longo do corpo, e que convenientemente se equiparam ao número de dedos dos pés e das mãos. A premissa básica é a que qualquer porção de segmento afeta o todo. Por extensão, a aplicação de experiências sensoriais a qualquer fração de segmento influi no todo.

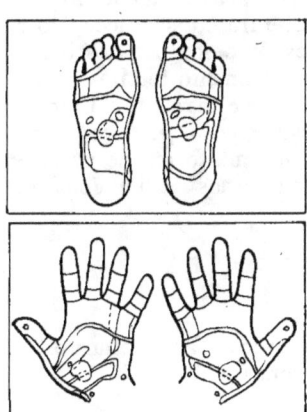

Relações reiterativas: reflexo do corpo todo numa parte dele.

A reiteração constitui uma relação em que o corpo todo se reflete numa parte dele. Em reflexologia, o corpo todo é reiterado nas mãos e nos pés.

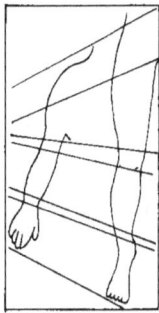

Relações referenciais: relação dos membros com as zonas.

As relações referenciais oferecem uma maneira adicional de associar as partes do corpo, em especial os membros. Ela se baseia nas zonas. Seguindo a premissa básica, um segmento de uma zona afeta e é afetado por qualquer outro. Assim, um segmento da zona "um" do braço relaciona-se com o da mesma zona da perna.

Uma visão locomotora das relações

As relações zonais incorporam o reconhecimento de que todas as partes do corpo devem se mover em relação à gravidade. As zonas configuram um mapa das partes do corpo *em relação à gravidade* enquanto em pé.

A reiteração mapeia as partes do corpo em relação ao movimento; é um sistema referencial de informações necessárias ao movimento.

"A reiteração representa o esquema organizacional sistemático do corpo que estabelece e mantém comunicação por todo o organismo, assegurando assim a sobrevivência num ambiente hostil." *Reflexions*, novembro/dezembro, 1982, vol. 3, n.º 6, p. 5.

"No homem, os segmentos nervosos que formam o pescoço e os braços também são aqueles em que aparece o coração. Como resultado disso, os nervos que trazem sensações do coração ocupam o mesmo segmento daqueles que trazem sensações do pescoço e dos braços. Essa relação persevera, apesar do fato de que, no curso do desenvolvimento fetal, o coração migra para uma posição bastante remota da original... Entretanto, ele mantém a representação parlamentária anterior, a despeito de sua localização no organismo: o pescoço, os braços e a parte superior do tórax continuam a sentir dor por ele. A mesma forma de representação se aplica a todas as partes a que se chama vagamente 'órgãos internos'. Miller, Jonathan, *The body in question*, Random House, 1978, pp. 23-26.

Os braços e as pernas devem agir em harmonia para tornar o ato de andar mais eficaz. As relações referenciais associam braços e pernas utilizando as zonas.

A ESCOLHA DE UM PROGRAMA DE BEM-ESTAR: APROVEITAMENTO DO TEMPO

O administrador do corpo usa deliberadamente os sinais sensórios para interagir com seu próprio organismo. Necessita de aplicação consistente e freqüente, devido ao modo de funcionamento do corpo. Basicamente, este aprende o que pratica. A interrupção constante da tensão lhe ensina que pode-se obter um nível diferente de tensão operacional.

Além disso, com aplicações freqüentes, os sinais sensórios criam um efeito de autocompensação. A variedade proporciona descanso e alteração de ritmo ao sistema. O contraste entre o que os pés e as mãos sentem antes e depois de serem trabalhados motiva o indivíduo a continuar.

Eventualmente, a aplicação de sinais sensórios se tornará uma segunda natureza. A idéia consiste em ajustar convenientemente as técnicas à rotina diária. Fatores a considerar são o tempo disponível e a descoberta de uma técnica em função de tempo e espaço.

Há meios de ganhar tempo. Podemos fazer outras coisas enquanto nos automanipulamos. Há muito tempo livre, como quando se viaja num carro como passageiro, enquanto se vê televisão, ao visitar amigos ou durante conversa telefônica. A manutenção de um rolo de pé junto à mesa da sala de jantar torna conveniente o seu uso enquanto se toma café ou se conversa após as refeições. Avalie sua rotina e descubra o tempo de que você pode dispor.

Estabeleça horários específicos do dia para determinadas atividades. O rolamento dos pés pode dar-se durante o café da manhã; a atividade manual, a caminho do trabalho, por exemplo. Torne a exercitação um hábito, e você se descobrirá realizando-a quase inconscientemente. Para maiores informações, consulte o item seguinte.

Planejamento do tempo visando à regularidade

Pode-se aplicar as técnicas de sinal sensório em alguns segundos ou durante um período de tempo. Para ajustar a aplicação à sua programação diária, utilize o quadro abaixo para avaliar seu tempo disponível. Vincule seu programa a uma atividade que realize com regularidade, tal como assistir ao noticiário noturno da televisão.

Tempo disponível	Tempo encontrado	Locais onde há tempo disponível
Muito limitado	Num sinal vermelho Num engarrafamento	Carro
Alguns minutos	Viagem (como passageiro) Viagem À espera Intervalo do café	Carro Ônibus, trem, avião De um compromisso
Mais tempo	Reuniões	No escritório Eventos esportivos Teatro
Mais tempo	Ao lidar com papelada Ao ler jornal	No escritório À mesa do jantar
Tempo prolongado	Ao ver TV Na banheira Em visita a amigos	No sofá

Técnica em função de tempo e espaço

Nem todas as técnicas se adequam à aplicação em qualquer horário. Talvez não seja apropriado, por exemplo, tirar os sapatos para trabalhar os pés.

Características técnicas	Mão	Pé
Qualquer horário/lugar Fácil de aprender/fazer	Técnicas de aperto	Rotação sobre um ponto
Fácil de aprender/fazer	Técnicas de bola de golfe	Técnica do rolo de pé
Nem todo lugar		Técnicas de bola de golfe
Aprendizagem moderada Nem todo lugar	Caminhar com os dedos	Caminhar com os dedos
Fácil de aprender/fazer Nem todo lugar	Movimento direcional	Reprodução do passo

A adoção do programa

Início

1. Escolha um ponto de partida, selecione uma área de interesse. Consulte os itens "Interesses especiais" e/ou "Partes do corpo" para informar-se sobre padrões referentes à área de interesse. Comece com um número limitado de técnicas específicas que se encaixem convenientemente à sua rotina diária. Um programa sobrecarregado e inconveniente dificultará a integração.
2. Selecione técnicas apropriadas a você. Consulte os itens "Técnica em função de tempo e espaço" e "Técnicas". Este capítulo aborda técnicas de fácil aprendizado e rápida aplicação, bem como aquelas passíveis de desenvolvimento.
3. Elabore um plano para aplicar as técnicas, levando em conta o seu tempo. Consulte o item "Planejamento de tempo visando à regularidade". Ao planejar, pense em função de seu dia-a-dia. Se seu tempo for limitado, drible esse fator. Se dispuser de mais tempo livre, esse dado se refletirá no programa.
4. Comece. Trabalhe diariamente com a área de interesse, de acordo com sua disponibilidade de tempo. Programe um exercício completo para mão e/ou pé uma ou duas vezes por semana. No final da semana, revise o programa. A essa altura, algumas técnicas podem ou não se encaixar naturalmente ao seu dia-a-dia. Reavalie o tempo disponível e as técnicas apropriadas.

Se você perder um dia ou outro, basta retomar o programa no dia seguinte. Se constatar que está pulando mais dias do que deveria, ou se não consegue seguir a programação completa diariamente, revise seu planejamento e metas. Será que escolheu um plano ambicioso demais com muitas áreas e tempo insuficiente para trabalhá-las? Está apenas desanimado com a falta de progresso? Como estímulo, institua uma folga na rotina e dê-se tempo para reavaliar os objetivos e disponibilidade de horário. Durante a reavaliação de uma semana, escolha uma área a manipular. Os resultados obtidos devem lhe propiciar o incentivo para continuar.

Desenvolvimento de um padrão regular

As técnicas de sinal sensório são autocompensadoras. O efeito cumulativo de sua aplicação estimula maior exploração. Isso pode significar o acréscimo de uma técnica para trabalhar certa zona ou a busca de uma nova área de interesse.

Para explorar mais uma área de interesse, considere outras técnicas relevantes a ela. Por exemplo, para um programa de técnicas de aperto, acrescente as do caminhar com os dedos para variar.

A conclusão do trabalho numa área leva à seleção de outra nova. Consulte os itens "Interesses especiais" e "Partes do corpo". Pode-se continuar a manipular a região anterior. Para despender menos tempo com ela, opte por uma técnica fácil e rápida.

Perguntas e respostas

P. Quanto tempo devo trabalhar as mãos e os pés?

R. Trata-se de uma opção individual. O importante é a regularidade. Por exemplo, é preferível exercitar-se cinco minutos por dia a uma prática ocasional de vinte minutos.

P. Com que freqüência devo trabalhar as mãos e os pés?

R. Observe os efeitos das aplicações das técnicas e, então, avalie sua atividade.

P. Quanto tempo levarei para obter resultados? Que tipo de resultados posso esperar?

R. O período necessário à obtenção de resultados depende do indivíduo. Deve-se ter em mente que os efeitos começam ao se aplicar os sinais sensórios, e os resultados advêm do acúmulo desses efeitos. Quanto mais tempo de aplicação das técnicas, maiores os resultados obtidos.

P. O que é melhor: trabalhar os pés ou as mãos?

R. Ambos possuem qualidades únicas. As mãos possuem a vantagem da fácil acessibilidade. O impacto dos sinais sensórios sobre os pés, contudo, talvez seja maior, pois estes são os mais negligenciados dos dois órgãos sensitivos.

P. O que a reflexologia pode me dizer sobre a saúde?

R. A reflexologia é uma avaliação nos termos do corpo. Estes não equivalem aos desenvolvidos pela ciência médica para diagnósticos. A reflexologia permite uma apreciação do mecanismo de autopercepção do corpo.

P. O trabalho reflexológico executado por um especialista é melhor que o meu?

R. O trabalho de um especialista possui seus benefícios. A perspectiva do corpo em relação aos sinais sensórios aplicados por um profissional difere daquela da auto-aplicação. Um especialista talentoso em pés proporciona um relaxamento inatingível através da auto-aplicação. Os serviços de um profissional compõem outro investimento num programa de bem-estar.

Por outro lado, tendo ou não acesso a um especialista, um sinal sensório é um sinal sensório, independentemente de quem o aplique. A auto-aplicação sempre representará uma abordagem válida.

P. Não sinto disposição para começar a trabalhar as mãos e os pés. O que devo fazer?

R. Comece um ciclo de relaxamento. Veja as técnicas deste livro e escolha uma para iniciar. Utilize-a para desenvolver regularidade. Isso fornecerá os efeitos cumulativos necessários ao desenvolvimento de um programa mais ambicioso. Nunca se force a seguir uma programação rígida. Estimule-se descobrindo técnicas que lhe agradem.

P. Não estou obtendo resultados. O que devo fazer?

R. Tente uma mudança no programa.
Experimente uma técnica diferente.
Trabalhe mais tempo.

P. Atingi um patamar e parece que não progrido. O que devo fazer?

R. A assimilação de novas informações pelo corpo requer tempo. Há duas abordagens: acrescentar técnicas referentes ao interesse especial ou manter um programa de esforço moderado. Trata-se de preferência individual.

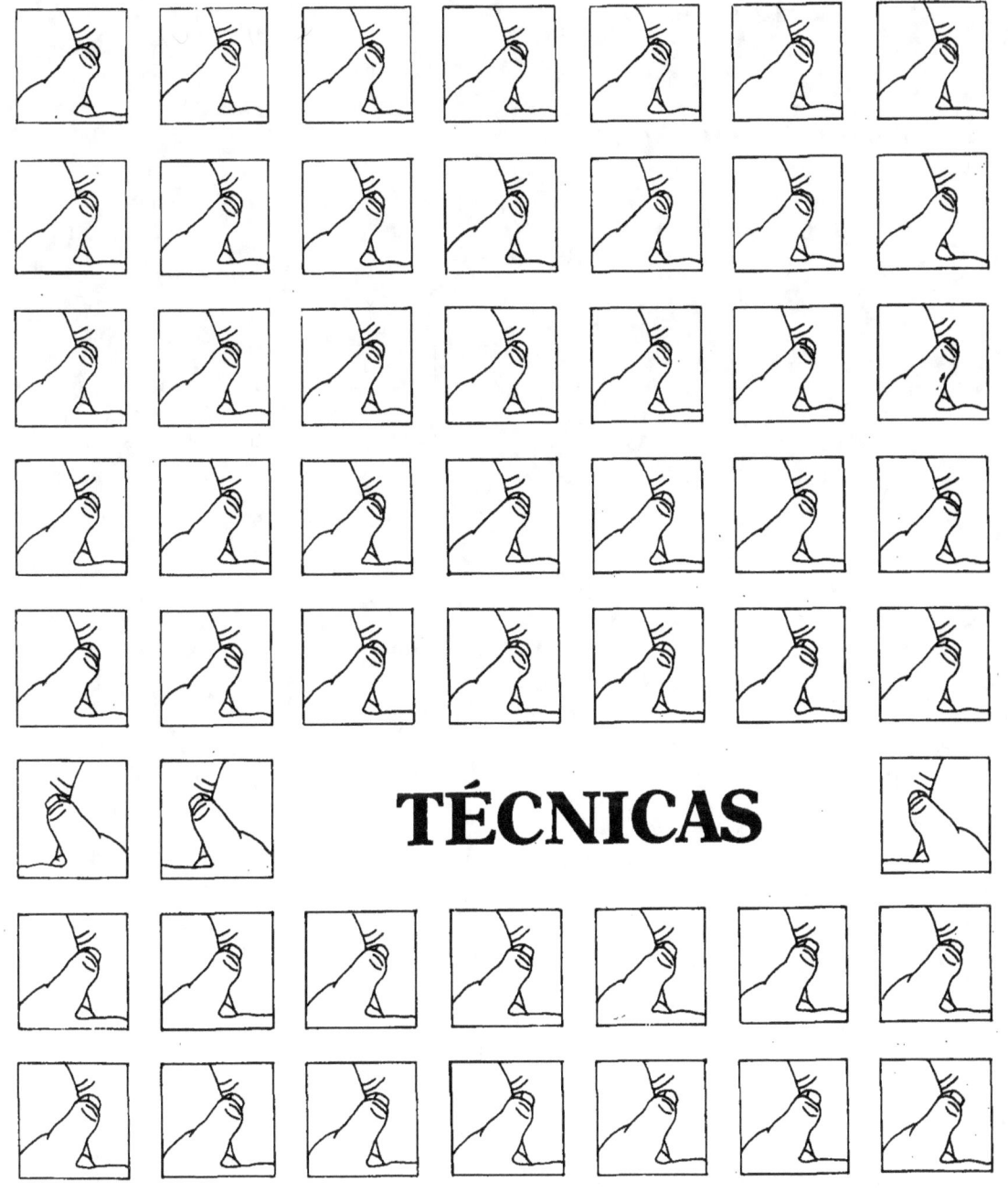

TÉCNICAS

INTRODUÇÃO

As técnicas detalhadas neste capítulo se destinam a organizar e aprimorar a aplicação de pressão e movimento nas mãos e nos pés. O sistema utiliza as habilidades naturais do corpo para atingir várias partes da mão ou do pé de modo a reduzir pontos de tensão, através do uso de pressão e movimento.

A reflexologia constitui a prática de experiências sensórias, principalmente pressão, aplicadas com precisão a partes específicas das mãos e dos pés. A reprodução do passo consiste na prática de sinais sensórios capitais necessários ao andar. As exigências complexas feitas ao corpo por essa experiência formam uma espécie de diálogo com o organismo em sua própria linguagem de pressão e movimento.

Em *reflexologia*, um dedo exerce pressão sobre uma área-alvo. A técnica específica baseia-se:

- no ponto de contato desejado para redução da tensão localizada,
- no tipo de pressão a ser exercida para se obter o efeito desejado,
- na superfície do pé ou mão a ser trabalhada.

Efeito desejado	Pressão	Técnica
Sedativo (anestésico, analgésico)	Direta	Aperto um dedo vários dedos beliscão direto
Estimulante (tonificante)	Alternada	Aperto um dedo vários dedos beliscão direto Rotação sobre um ponto polegar indicador Caminhar com o polegar polegar indicador vários dedos

Na *reprodução do passo*, praticam-se especificamente movimentos das mãos e dos pés. A técnica específica baseia-se:

- no tipo de movimento a ser imitado para o efeito desejado,
- na porção da mão ou pé a ser trabalhada para a redução da tensão localizada.

Efeito desejado	Movimento	Técnica
Prática de movimento	Locomotor	Variação de sinal sensório
Tonicidade	1) Movimento direcional do pé	Variação de sustentação de peso
Relaxamento	2) Atribuições de sustentação do peso	Movimento direcional do pé

Nota sobre destreza manual

Pratique usando igualmente ambas as mãos. (NÃO se torne reflexologista de uma mão só.) Pode ser difícil (a princípio) para uma pessoa destra utilizar a mão esquerda, e vice-versa. Tenha em mente que tanto a mão ativa quanto a mão ou o pé passivos recebem benefícios [1].

[1] Mão ativa: *a que manipula;* mão passiva: *a que é manipulada. (N. da T.)*

REFLEXOLOGIA
Três técnicas básicas

PREENSÃO: Uma técnica fundamental

Preensão

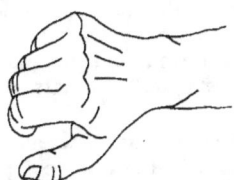

A base das técnicas reflexológicas reside na preensão. Em sua forma mais simples, ela é utilizada por um bebê para agarrar um dedo que lhe é oferecido.

Aperto-precisão

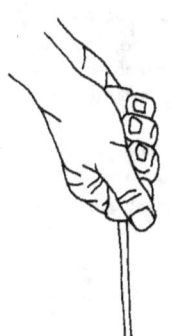

No dia-a-dia, usamos a preensão para, por exemplo, girar uma chave de fenda. Trata-se do aperto-força, usado quando se necessita de vigor. O polegar reforça os esforços dos demais dedos.

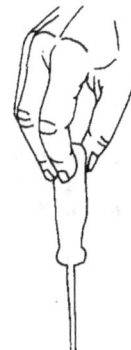

Aperto-força

Usa-se o aperto-precisão quando se necessita de um toque delicado. O polegar trabalha em oposição aos demais dedos visando à exatidão e delicadeza de toque.

Nesta seção, emprega-se a preensão (e as variações do aperto-força e do aperto-precisão) com maior eficácia na aplicação de experiências sensórias a partes específicas das mãos e dos pés.

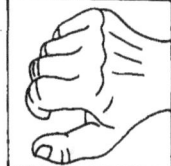

As técnicas do *aperto* constituem uma extensão da habilidade natural de agarrar; com ele, pode-se alternar a força de modo a exercer pressão sobre uma ou mais áreas localizadas. A intensidade de pressão exercida é determinada pela preensão da mão ativa que atua como alavanca e, assim, dá força para o(s) dedo(s) em ação.

As marcas de unha podem apresentar um problema nas técnicas de aperto em geral. Preste atenção nas que você pode estar deixando. Se elas o preocupam, ou se você tem unhas compridas, use a polpa dos dedos para exercer pressão, ou experimente a utilização da ponta emborrachada de um lápis.

A ponta dos dedos é o ponto de contato para a pressão.

Nas técnicas de *aperto com um dedo/com vários dedos*, o polegar e a palma da mão reforçam o esforço dos demais dedos, atuando como suporte, enquanto a ponta dos dedos age como o ponto de contato para a pressão.

No *aperto-beliscão*, a polpa do polegar e do indicador serve tanto como ponto de contato quanto como suporte.

No *aperto direto*, a polpa do polegar atua como ponto de contato, e os dedos servem como suporte.

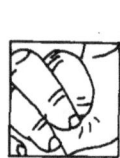
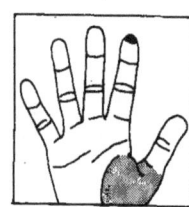
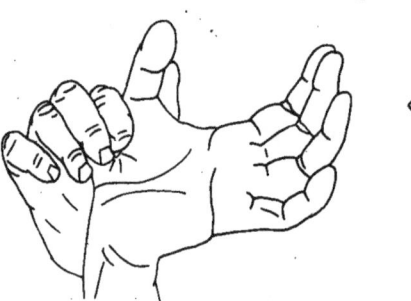
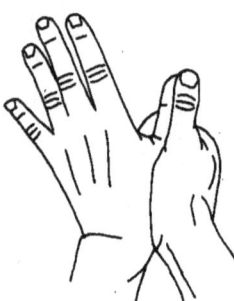

Aperto com um dedo

Aplica-se a técnica do aperto *com um dedo* para pinçar áreas das mãos e dos pés. Para praticá-la, segure a mão como mostra a figura acima. A palma da mão ativa repousa no dorso da mão passiva. Coloque a ponta do indicador na área a ser trabalhada. A palma age como suporte enquanto a ponta do dedo faz contato para exercer pressão.

Para criar pressão alternada:
- exerça pressões repetidas com a ponta do indicador,
- mova a mão passiva,
- mova toda a mão ativa, ou
- combine dois elementos quaisquer dentre os relacionados.

Para criar pressão direta:
- pressione a ponta do indicador por 15 a 30 segundos.

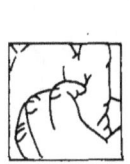
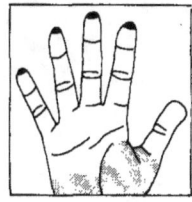

Aperto com vários dedos

Aplica-se a técnica do aperto com *vários dedos* para cobrir áreas mais amplas da mão ou do pé. Para praticá-la, segure a mão como mostra a figura. Faça contato com a ponta dos quatro dedos enquanto a palma age como suporte. Para criar pressão alternada ou direta, consulte os passos relacionados. para o *aperto com um dedo.*

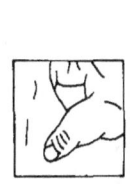
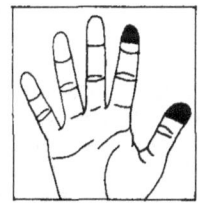

Aperto-beliscão

Utiliza-se a oposição entre polegar e indicador para exercer pressão no tecido de ligação da mão ou do pé. A polpa do polegar e do indicador serve tanto como ponto de contato quanto como suporte.

Para aplicar a técnica na mão, coloque as polpas do polegar e do indicador, respectivamente, no dorso e na palma da mão, no tecido de ligação. O indicador atua como apoio enquanto o polegar exerce a maior parte da pressão. Tome cuidado com as unhas.

Para criar pressão direta: belisque o tecido de ligação da mão entre o polegar e o indicador. Pressione por 15 a 30 segundos, de acordo com a intensidade desejada.

Para criar pressão alternada: belisque o tecido de ligação da mão entre o polegar e o indicador. Dobre e desdobre a primeira junta do polegar para criar pressão alternada. Coloque o polegar e o indicador no tecido de ligação da mão e aplique a técnica do *caminhar com o polegar* para criar pressão alternada.

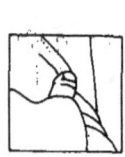
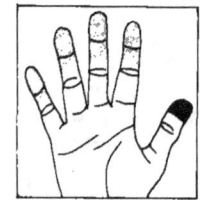
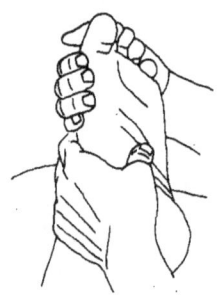

Aperto direto

A pressão direta ou alternada é criada pela polpa do polegar da mão ativa e a movimentação do pé pela outra mão. Para praticar a técnica do *aperto direto*, coloque a polpa do polegar na planta do pé. Com a outra mão, segure o pé, repousando a palma em seu dorso e envolvendo os dedos em seu lado interno. Cria-se movimento empurrando o dorso do pé com a base da mão. A mão ativa mantém a posição para a técnica do *caminhar com polegar*, embora este permaneça imóvel. Nessa posição, a pressão é exercida pela polpa do polegar, e sua intensidade varia conforme a movimentação da base da mão.

Para criar pressão direta: coloque as mãos no pé. Empurre a base da mão para mover o pé. A polpa do polegar exerce pressão com intensidade e pelo período de tempo desejado.

Para criar pressão alternada: mantenha o polegar imóvel. Use a base da mão para mover o pé para cima e para baixo, gerando assim pressão alternada.

TÉCNICA DA ROTAÇÃO SOBRE UM PONTO

A técnica da *rotação sobre um ponto* constitui o exemplo básico da obtenção do máximo de resultado com um mínimo de esforço. Trata-se de uma técnica de múltiplas finalidades, que se pode aplicar para aumentar a flexibilidade dos pés. O efeito de alavanca combinado com pressão localizada exercida pelo polegar ou indicador é fundamental para a sua eficácia. Em termos simples, ela consiste em pinçar uma área e girar o tornozelo, daí a expressão "rotação sobre um ponto". O indicador se revela mais eficaz ao pinçar áreas do dorso do pé e da borda externa. O polegar serve como alavanca. Por sua vez, ele se mostra mais eficaz ao pinçar áreas das partes laterais do pé com os demais dedos, produzindo o efeito de alavanca necessário.

Esta técnica exerce pressão com a utilização da preensão da mão e da polpa do polegar ou dedo(s) no aperto-força. Uma rotação do pé ou da mão passiva cria pressão alternada.

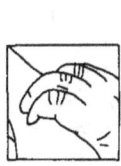 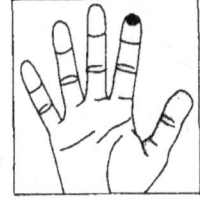 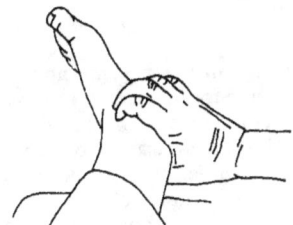

Rotação sobre um ponto com o indicador

Para praticar essa técnica com o indicador, segure o pé como na figura. A preensão da mão firma o dedo, cuja polpa serve como ponto de contato. Aplique-a sobre a área a ser trabalhada. Gire o pé no sentido horário e depois no anti-horário. Reposicione o indicador da mão ativa e repita.

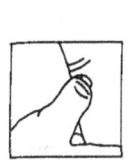 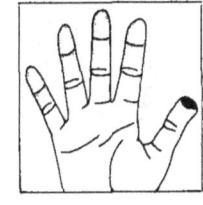 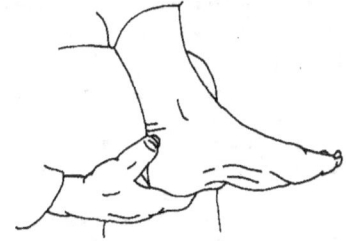

Rotação sobre um ponto com o polegar

Para praticar a técnica da *rotação sobre um ponto* com o polegar, segure o pé. A preensão da mão firma o polegar, cuja polpa serve como ponto de contato. Posicione-a na área a ser trabalhada. Note que o posicionamento do polegar requer o afastamento da base da mão do tornozelo. A mão se arqueia, criando um espaço entre o pé e a mão. A oposição entre o polegar e os dedos gera o efeito de alavanca para a pressão do polegar, cuja intensidade varia com a força de tração dos dedos.

Pressione com a polpa do polegar. Gire o pé primeiro em sentido horário e depois no anti-horário, formando círculos no ar com o dedão.

TÉCNICA DO CAMINHAR COM OS DEDOS

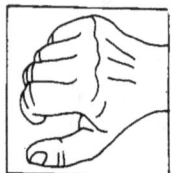

O objetivo das técnicas do *caminhar com os dedos* consiste em exercer pressão constante e firme enquanto se contorna a superfície das mãos e pés. A interação entre o polegar e os demais dedos proporciona as condições para contornar e pressionar uma variedade de superfícies.

Como caminhar com o polegar

A técnica do *caminhar com o polegar* apresenta propriedades tanto do aperto-força quanto do aperto-precisão. Os dedos agem em harmonia no ato de agarrar, enquanto o polegar fica livre para exercer pressão oposta, de maneira bastante precisa. A ponta do polegar é o ponto de contato para a aplicação da pressão. Seu ângulo natural proporciona ao canto externo condição ideal para trabalhar em oposição aos demais dedos, visando à produção de pressão.

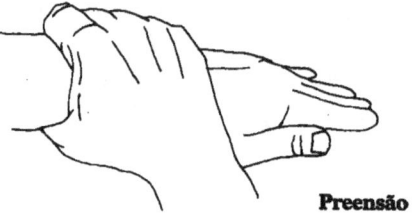

Preensão

Para praticar essa técnica, inicialmente imagine-se agarrando uma barra na altura do queixo. As mãos permanecem abertas, com os dedos firmes.

Preensão: agarre o braço.

Afastamento: afaste o polegar do braço, mantendo a preensão dos demais dedos.

Contato: *coloque a ponta do polegar na superfície* do braço. O canto externo serve como ponto de contato. A ponta dos demais dedos conserva a preensão. A mão se arqueia entre a ponta dos dedos e o canto do polegar, criando um vão entre a mão e o braço. Produz-se, assim, uma pressão para baixo, exercida pela ponta do polegar. A pressão varia de acordo com a tensão gerada entre os dedos. Um aumento da força de tração nos dedos, provocado pelo rebaixamento do pulso, intensifica a pressão exercida pela ponta do polegar.

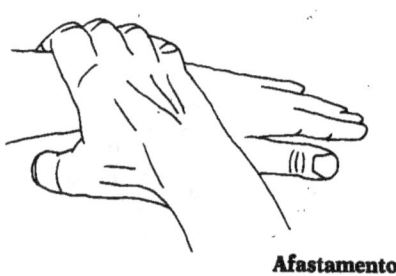

Afastamento

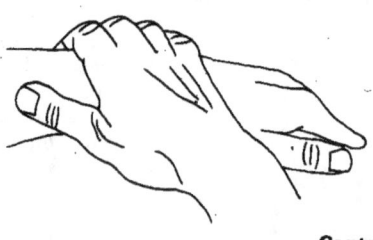

Contato

Com a ponta do polegar, mantido ereto, na superfície do braço, deixe o pulso cair. Repare no aumento da pressão exercida pela ponta do polegar.

Esta técnica visa exercer pressão constante e firme com a ponta do polegar. Toda a mão participa dela, embora a primeira junta do polegar seja a única parte móvel. Essa junta dobra-se e desdobra-se para movimentar a ponta do polegar para a frente. A segunda articulação permanece imóvel, ajudando a criar o efeito de alavanca e, assim, exercendo pressão.

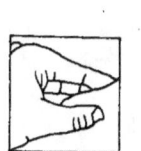 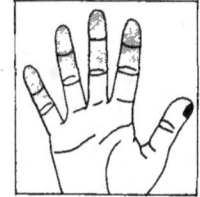

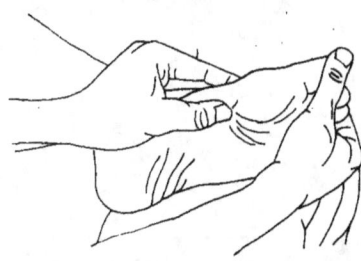

Para aplicar a técnica do *caminhar com o polegar no pé*, agarre-o e deixe-o firme. Segure-o com a mão ativa de modo que os dedos repousem sobre o dorso do pé, servindo como âncora e sustentando o polegar. O canto externo do polegar é o ponto de contato na planta do pé.

Agora, pratique o caminhar com o polegar na planta do pé. Mova apenas a primeira junta do polegar. Qualquer alteração de pressão resulta da contração dos dedos. Quando a preensão se intensifica, o pulso se abaixa.

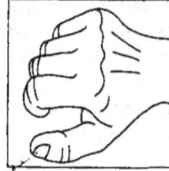

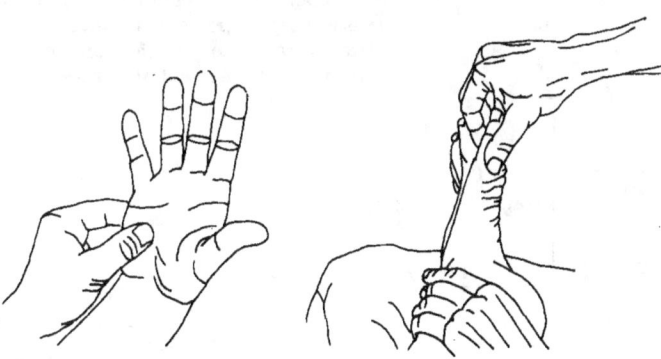

A técnica do *caminhar com o polegar* consiste na aplicação de pressão enquanto se contorna a superfície dos pés e das mãos. A interação entre os dedos prové as condições de contornar muitas superfícies diferentes.

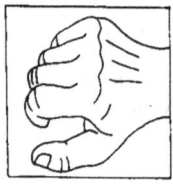

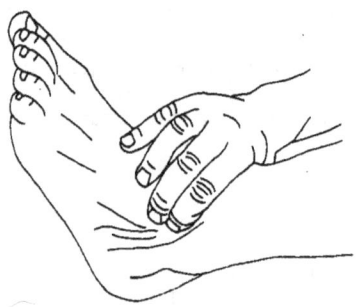

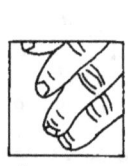 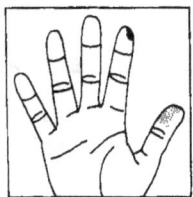

Caminhar com o indicador

Para praticar a técnica do *caminhar com o indicador*, inicialmente segure o tornozelo. Afaste os dedos de modo que apenas a ponta do indicador repouse nele. Como na técnica do *caminhar com o polegar*, a pressão exercida pela ponta do dedo é criada pela tensão entre o polegar e o indicador. Novamente, o objetivo consiste em produzir pressão constante e firme. A primeira junta do indicador dobra-se e desdobra-se para movimentá-lo para a frente.

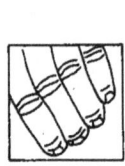 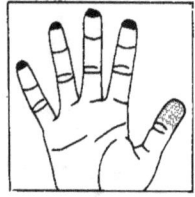

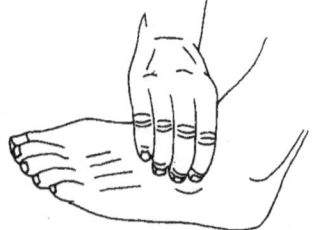

Caminhar com vários dedos

Para praticar a técnica do *caminhar com vários dedos*, segure o tornozelo. Afaste os dedos de modo que somente as pontas repousem nele. O polegar atua como suporte enquanto os dedos movem-se para a frente.

QUADRO SUMÁRIO DAS TÉCNICAS: TRÊS TÉCNICAS BÁSICAS

Técnica	Ponto de contato/ suporte	Partes da mão trabalhadas

I. Aperto

Um dedo

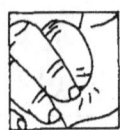 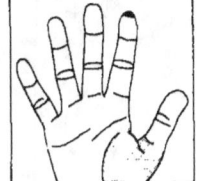 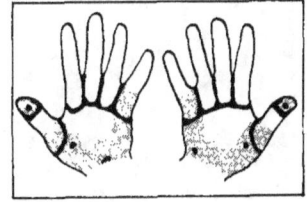

Vários dedos

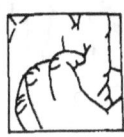 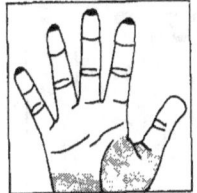 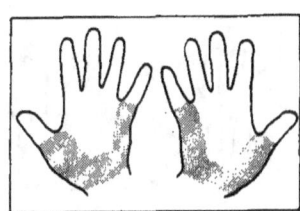

Beliscão

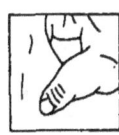 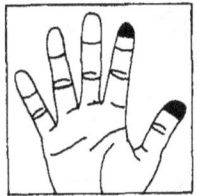 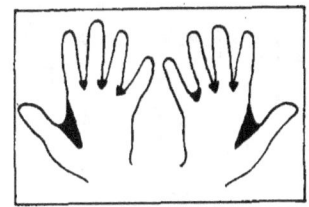

Partes do pé
trabalhadas

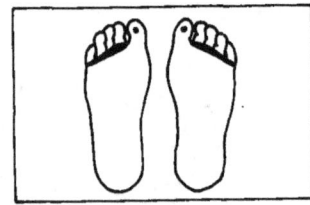

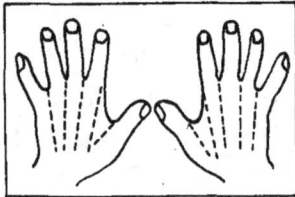

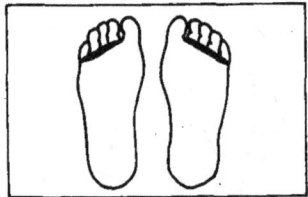

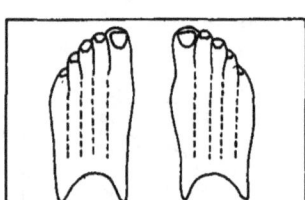

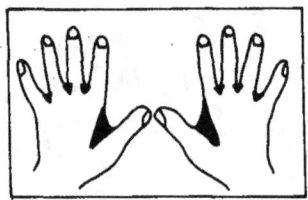

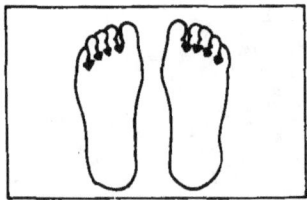

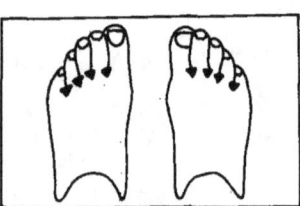

QUADRO SUMÁRIO DAS TÉCNICAS: TRÊS TÉCNICAS BÁSICAS

Técnica	Ponto de contato/ suporte	Partes da mão trabalhadas

Direto

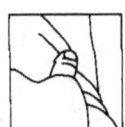 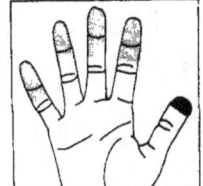 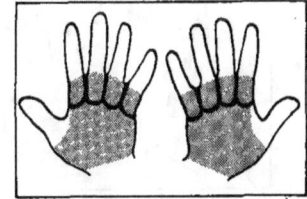

II. Rotação sobre um ponto

Indicador

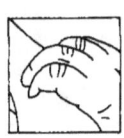 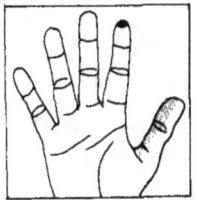 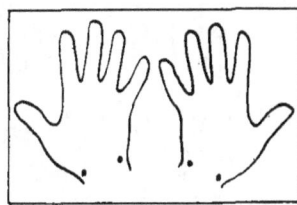

Polegar

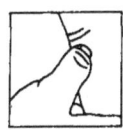 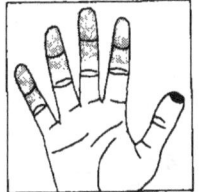 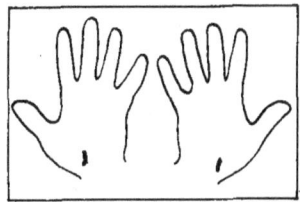

**Partes do pé
trabalhadas**

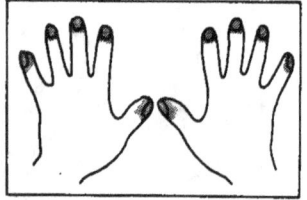
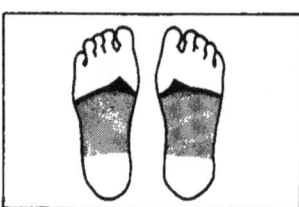
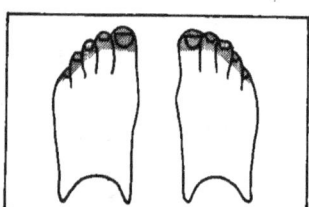

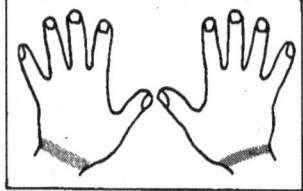
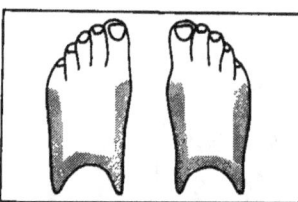
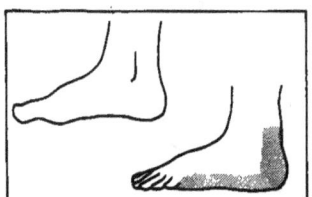

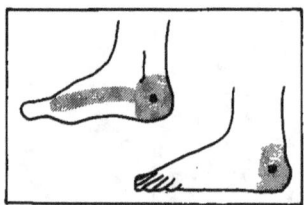

QUADRO SUMÁRIO DAS TÉCNICAS: TRÊS TÉCNICAS BÁSICAS

Técnica	Ponto de contato/ suporte		Partes da mão trabalhadas

III. Caminhar com os dedos

Com o polegar

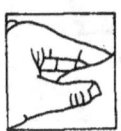 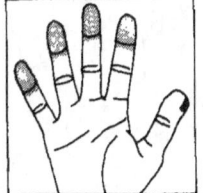

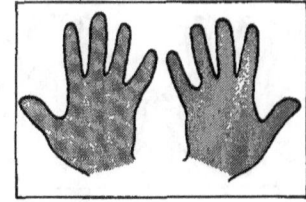

Com o indicador

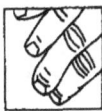 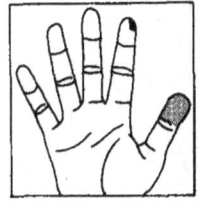

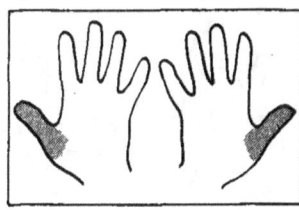

Com vários dedos

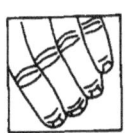 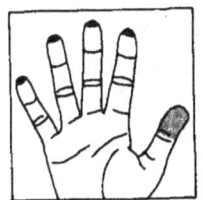

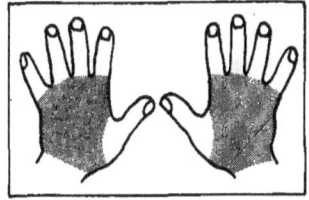

**Partes do pé
trabalhadas**

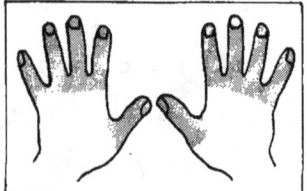 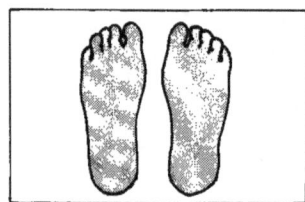 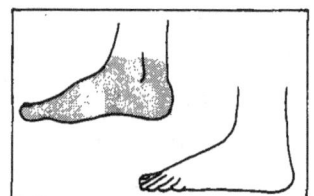

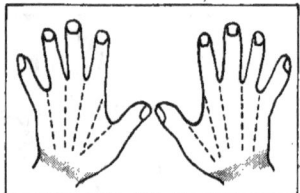 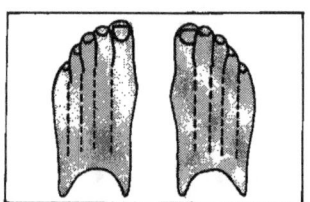

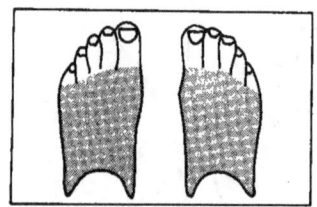

52

REFLEXOLOGIA DO PÉ
Técnicas aplicadas

PLANTA DO PÉ: caminhar com o polegar

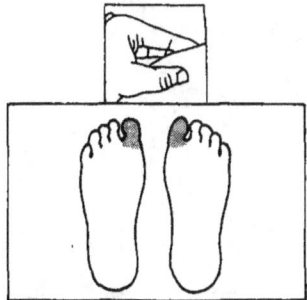 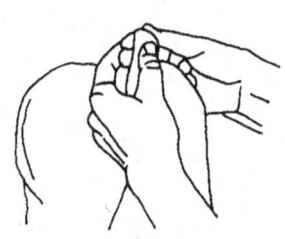 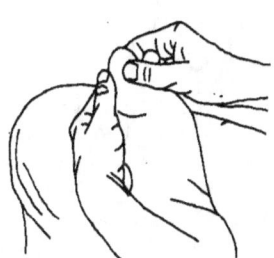

Segure o pé com os dedos da mão sobre a parte dorsal, sustentando o dedão. Repouse os dedos da mão ativa sobre os da passiva. Posicione o polegar ativo e aplique a técnica do *caminhar com o polegar*, para subir pelo dedão. Faça várias passagens.

Variação: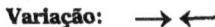

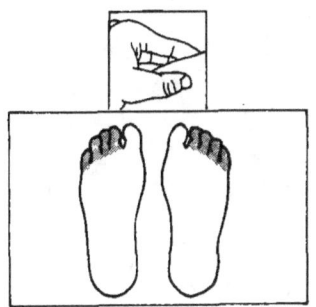 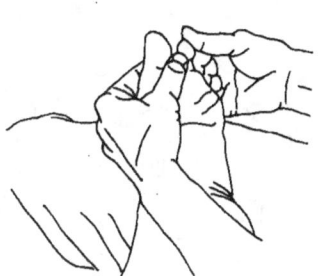 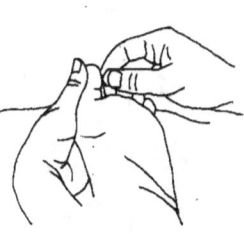

Segure o pé com os dedos da mão sobre a parte dorsal, sustentando seus dedos e minimizando a movimentação. Repouse os dedos da mão ativa sobre os da passiva. Posicione o polegar ativo na base do dedão e aplique a técnica do *caminhar com o polegar*, para subir por ele. Reposicione o polegar e, em sucessivas passagens, percorra o centro e os lados do dedão.

Variação: ⟶ ⟵

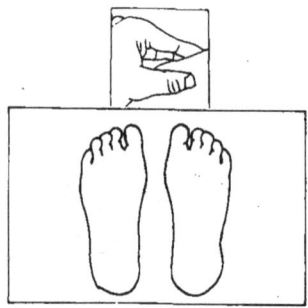
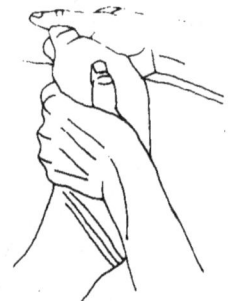
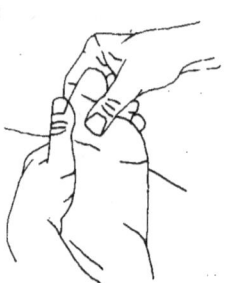

Dobre o pé para trás com uma das mãos. Coloque o polegar da outra na depressão entre o dedão e o segundo dedo. Aplique a técnica do *caminhar com o polegar* para subir pela depressão. Reposicione a mão ativa e trabalhe ao longo de cada depressão.

Troque as mãos. A que segura torna-se a ativa, e vice-versa. Utilize a técnica do *caminhar com o polegar* para subir por todas as depressões, começando com a do lado externo do pé.

Variação: ← ↓

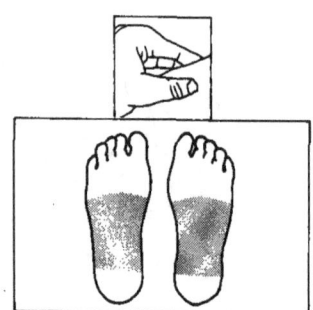
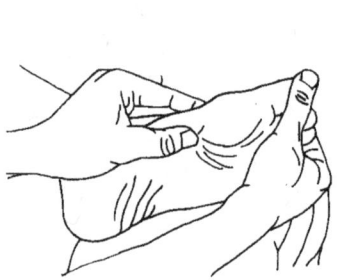
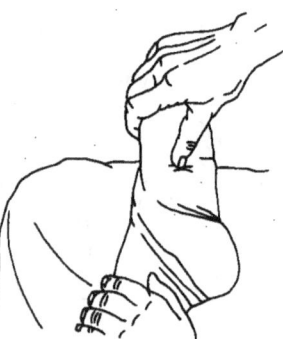

Dobre o pé para trás. Repare no tendão em sua planta. Ele serve como guia. Coloque o polegar da mão ativa na borda interna do pé. Aplique a técnica do *caminhar com o polegar* para subir pelo pé ao longo do tendão. Reposicione o polegar e empregue a mesma técnica para caminhar transversalmente pelo pé. Faça sucessivos movimentos para trabalhar a área.

Variação: → ↓

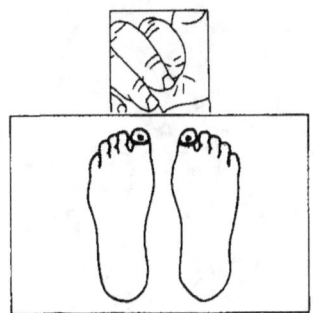

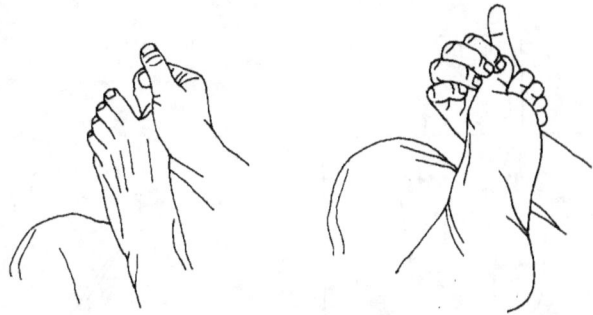

Coloque a palma da mão no dorso do pé como mostra a figura. Repouse a ponta do indicador na área inferior do dedão a ser trabalhada. Com a técnica do *aperto com um dedo*, exerça pressão alternada.

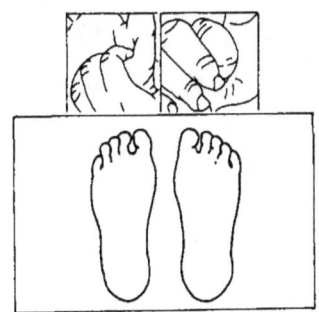

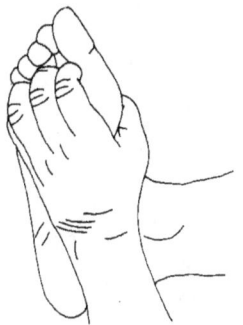

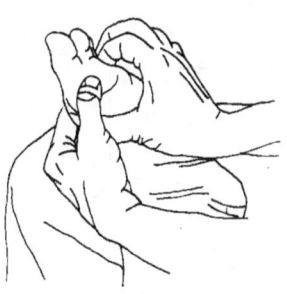

Coloque a ponta dos dedos na borda formada ao longo da base dos dedos do pé. Segure o pé, envolvendo-o para atuar como alavanca. Aplique a técnica do *aperto com vários dedos*, na direção descendente. Tome cuidado com as unhas.

Variação: empregue a técnica do *aperto com um dedo* para um trabalho mais próximo à base de cada dedo do pé.

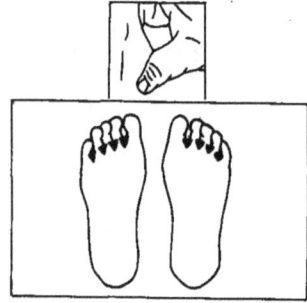
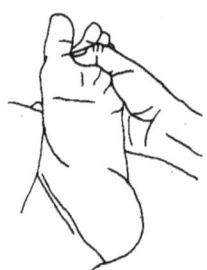
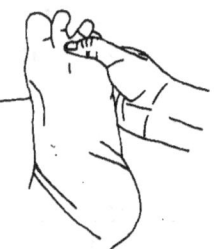

Coloque o polegar na planta do pé a ser trabalhado. Os dedos repousam no dorso do pé e servem como apoio. Aplique a técnica do *caminhar com o polegar* para manipular o tecido de ligação entre os dedos do pé. Trabalhe a depressão até onde a saliência do pé permitir. Tome cuidado para não pressionar demais a pele delicada entre os dedos.

Variação: belisque com o polegar e o indicador de modo a exercer pressão na área. Reposicione os dedos e repita.

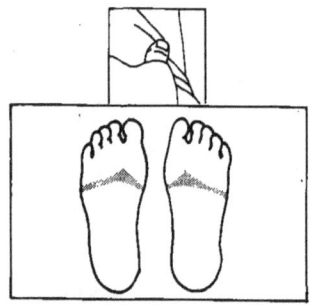
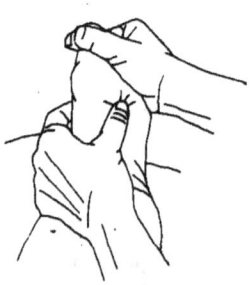

Para aplicar a técnica do *aperto direto*, segure o pé com uma das mãos. Coloque a polpa do polegar da mão ativa na planta do pé, na área a ser trabalhada. Gire o pé com a mão que o sustenta, movendo-o de encontro ao polegar imóvel da mão ativa.

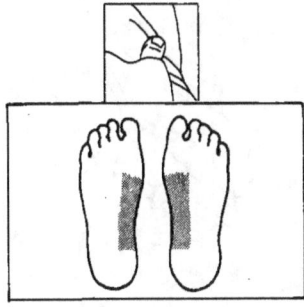

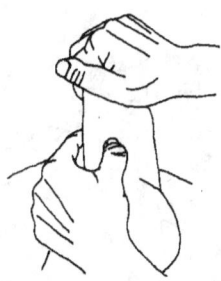

Para aplicar a técnica do *aperto direto*, agarre a junta abaixo do dedão com uma das mãos e coloque o polegar da outra, a ativa, na planta do pé, na área a ser trabalhada. Com a mão que o segura, dobre o pé em sua direção. O polegar da mão ativa permanece imóvel enquanto se exerce pressão no ponto de contato através da movimentação do pé.

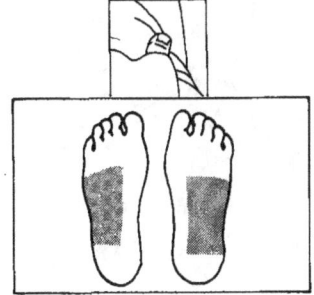

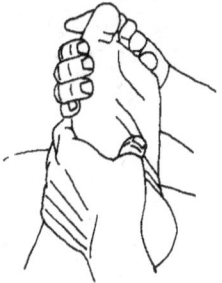

Para aplicar a técnica do *aperto direto*, segure o pé com a palma da mão sobre a parte dorsal e envolva com os dedos a borda interna. Coloque a polpa do polegar da mão ativa na planta do pé, na área a ser trabalhada. Esse polegar permanece imóvel enquanto a mão que segura o pé move-o de forma a criar pressão alternada no ponto de contato. Com a base dessa mão, movimente o pé de modo que sua borda externa se desloque em sua direção.

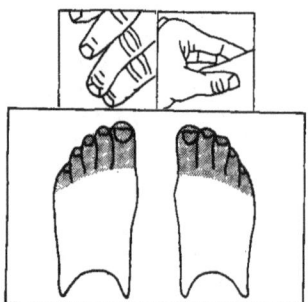 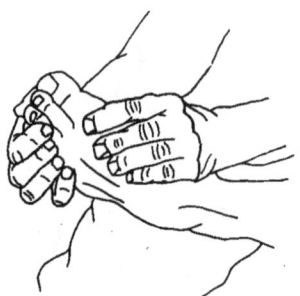 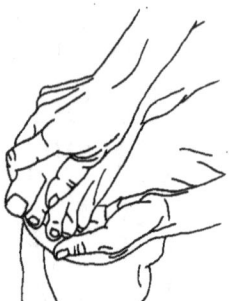

Coloque o indicador da mão ativa no dedo do pé a ser trabalhado. Aplique a técnica do *caminhar com o indicador* para "andar" transversalmente por ele. Experimente cada uma das direções possíveis. Percorra as unhas e a base do dedo do pé.

Variação: para aplicar a técnica do *caminhar com o polegar*, coloque os dedos na planta do pé para formar uma alavanca. Ponha o polegar na base da unha. Use o canto interno do polegar para exercer pressão. Reposicione-se e reaplique a pressão.

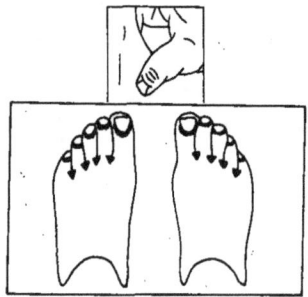 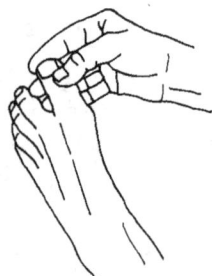 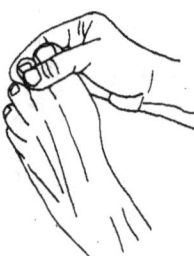

Deixe o dedo do pé entre o polegar e os demais dedos da mão. Com a técnica do *aperto-beliscão*, junte o polegar com os outros dedos. O canto do polegar exerce pressão no dorso do dedo do pé.

Segure o pé entre o polegar e os demais dedos da mão. Use a técnica do *aperto-beliscão* para exercer pressão no tecido entre os dedos do pé.

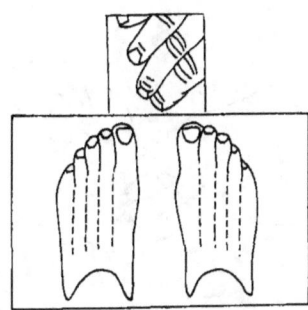

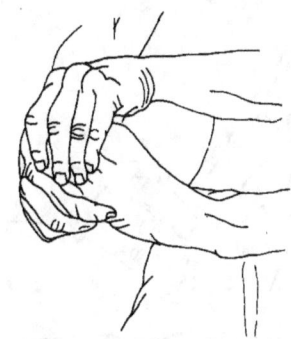

Com uma das mãos, separe o dedão do segundo dedo, acentuando assim a depressão entre eles. Coloque o indicador da mão ativa na base do segundo dedo. Utilize a técnica do *caminhar com o indicador* para descer pela lateral da depressão até a borda interna do pé.

Troque as mãos. A que segura torna-se a ativa, e vice-versa. Trabalhe como foi indicado acima, aplicando a *técnica do caminhar com o indicador* para descer pela lateral da depressão até a borda externa do pé.

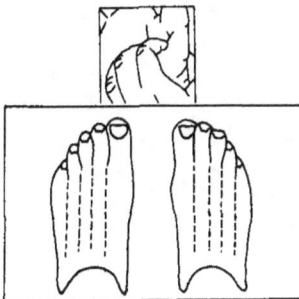

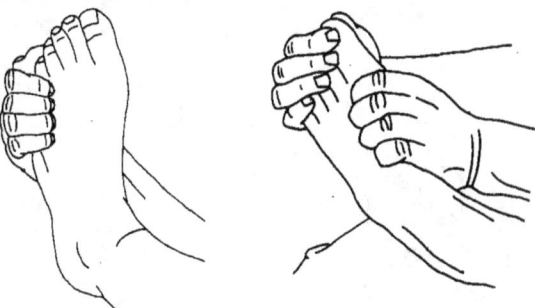

Coloque os dedos da mão ativa na depressão formada pelo primeiro e o segundo dedos do pé, sobre a parte dorsal. Use a técnica do *aperto com vários dedos* para exercer pressão na parte interna da depressão. Reposicione a mão ativa e manipule outro segmento da depressão.

Reposicione a mão ativa e trabalhe cada depressão.

Troque as mãos. Empregue a técnica do *aperto com vários dedos* para pressionar o lado da depressão em direção à borda externa do pé.

Variação: com a mão que sustenta o pé, gire-o contra a ponta dos dedos da mão ativa em seu dorso.

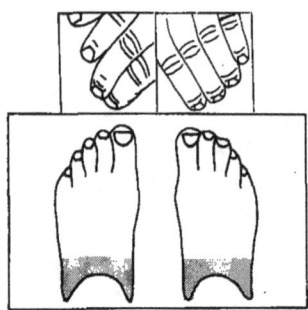
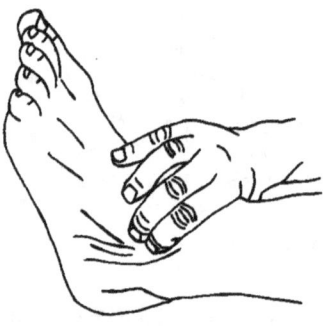
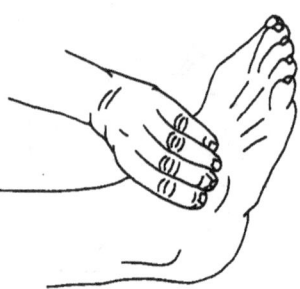

Coloque o indicador da mão ativa no dorso do pé, e o polegar na planta, para atuar como alavanca. Use a técnica do *caminhar com vários dedos* para "andar" transversalmente pelo pé. Reposicione a mão ativa e "atravesse" a área em sucessivas passagens.

Variação: técnica do *caminhar com o indicador.*

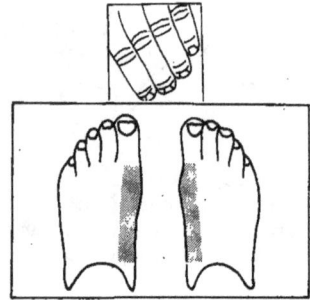
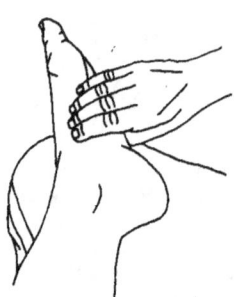

Coloque o polegar da mão ativa na borda externa do pé e os demais dedos na interna. Aplique a técnica do *caminhar com vários dedos* para contornar o pé.

LATERAL INTERNA DO PÉ: caminhar com o polegar

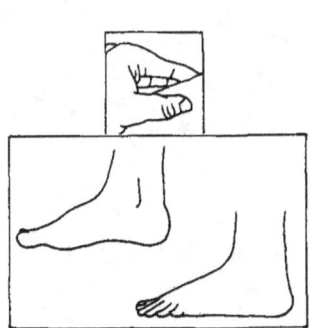

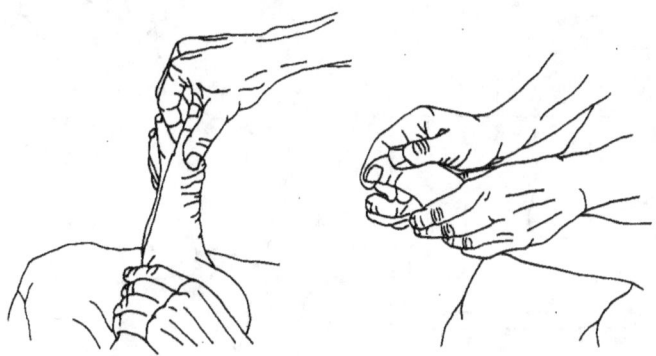

Coloque os dedos da mão ativa na parte lateral do dedão do pé. Ponha o polegar dessa mão no lado oposto. Utilize a técnica do *caminhar com o polegar* para descer pela borda interna do pé.

Variação: puxe com os dedos para criar maior efeito de alavanca. Use a técnica do *caminhar com o polegar* para descer pela borda interna do pé.

Variação: ←

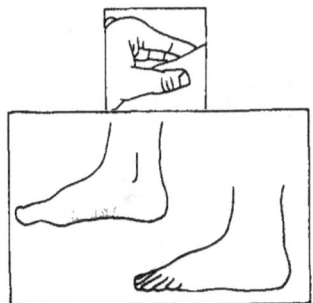

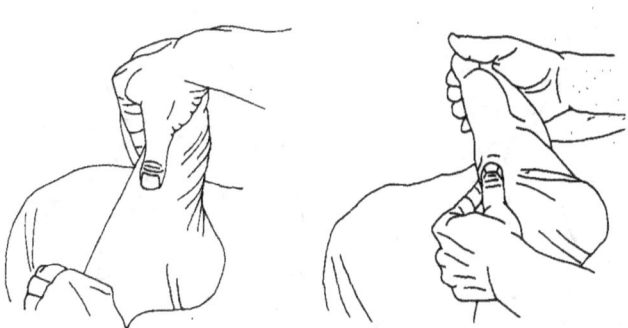

Coloque os dedos da mão ativa no dorso do pé, para servir como alavanca. Ponha o polegar dessa mão na borda interna do pé. Com a técnica do *caminhar com o polegar*, desça por ela. Faça vários movimentos.

Variação: use a técnica do *caminhar com o polegar* para subir pela borda interna do pé. A mão que segura o pé firma-o enquanto os dedos da mão ativa se posicionam em seu dorso, para servir como alavanca.

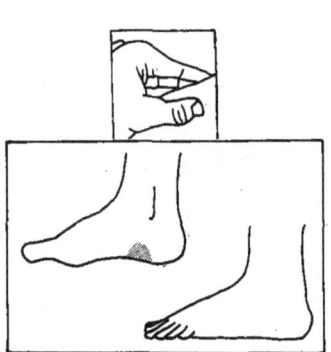
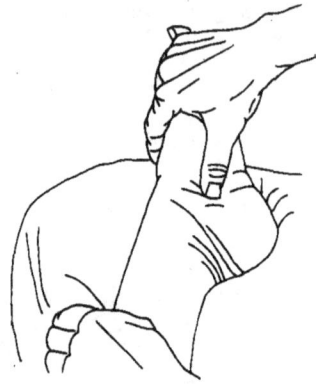
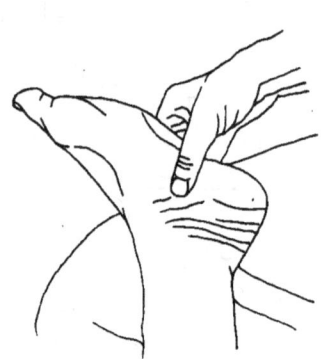

Os dedos da mão ativa repousam sobre o dorso do pé para servir como alavanca. Empregue a técnica do *caminhar com o polegar* para descer pelo pé. Faça vários movimentos.

Variação: ←—

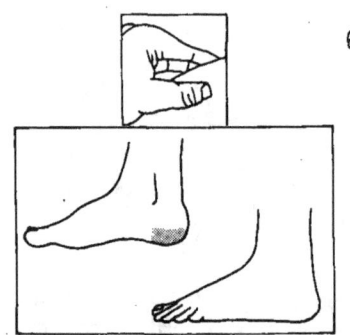
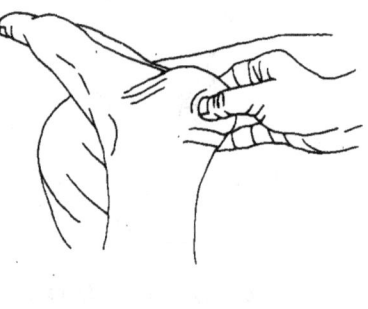
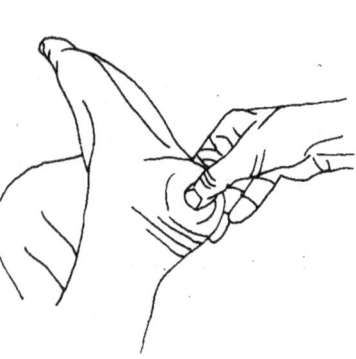

Coloque os dedos da mão ativa sob o calcanhar para atuar como alavanca. Utilize a técnica do *caminhar com o polegar* para subir pela borda do calcanhar.

Variação: ←—

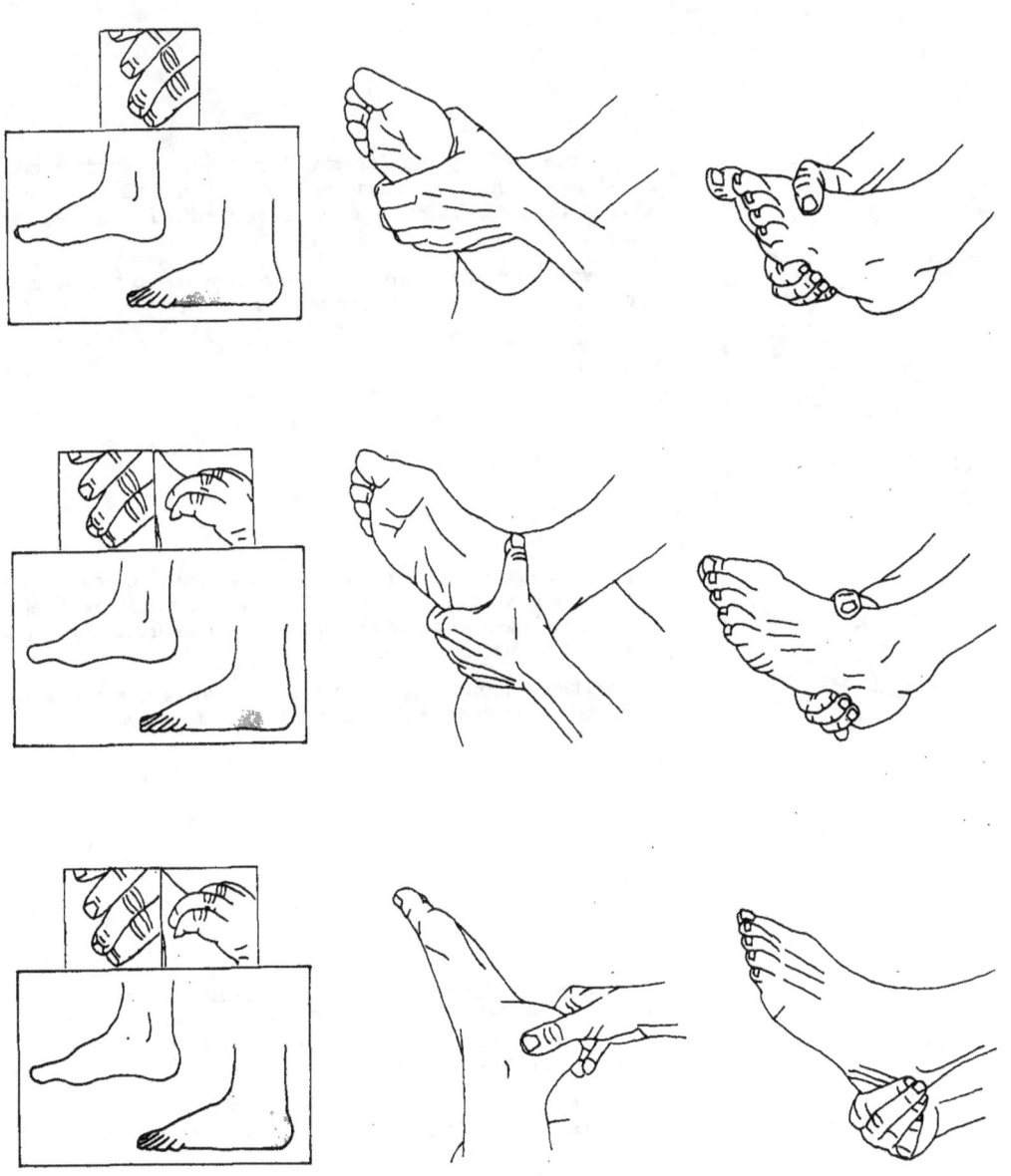

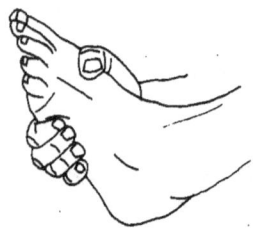

Segure o pé. Repouse o polegar da mão ativa na borda interna do pé para servir como alavanca. Côloque o indicador na lateral externa. Use a técnica do *caminhar com o indicador* para contornar o lado externo do pé.

Variação: repita o procedimento com as técnicas da *rotação sobre um ponto* e do *caminhar com vários dedos.*

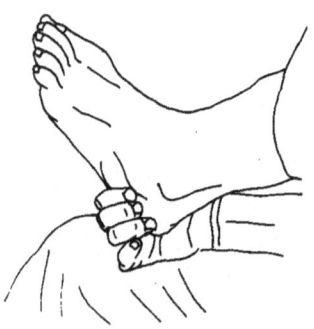

Segure o pé. Repouse o polegar da mão ativa na borda interna do pé para servir como alavanca. Coloque o indicador na lateral externa. Aplique a técnica do *caminhar com o indicador* para contornar o lado externo do pé.

Variação: repita o procedimento, usando as técnicas da *rotação sobre um ponto* e do *caminhar com vários dedos.*

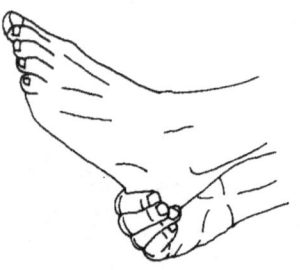

Segure o pé. Repouse o polegar da mão ativa na borda interna do pé para servir como alavanca. Coloque o indicador na lateral externa. Empregue a técnica do *caminhar com o indicador* para contornar o lado externo do pé.

Variação: faça os mesmos movimentos descritos acima, com as técnicas da *rotação sobre um ponto* e do *caminhar com vários dedos.*

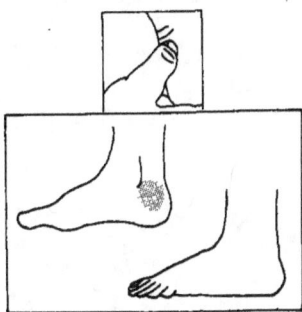
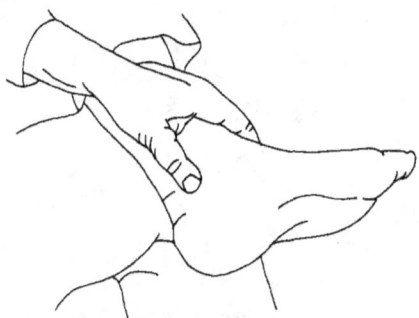

Segure o pé. Para aplicar a técnica da *rotação sobre um ponto*, exerça pressão com a polpa do polegar. Trace círculos no ar com o dedão, girando o pé, primeiro em sentido horário e depois no anti-horário. Reposicione o polegar e repita. Varie a pressão puxando de encontro aos dedos.

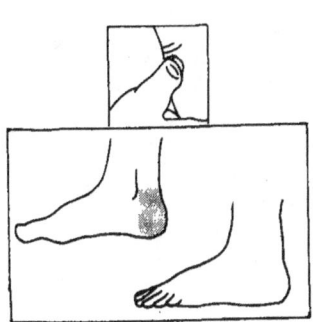
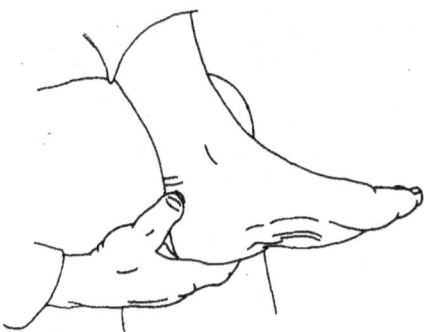

Repouse o calcanhar nos dedos de uma das mãos. Para utilizar esta técnica da *rotação sobre um ponto*, exerça pressão com o canto do polegar. Gire o pé, primeiro em sentido horário e depois no anti-horário. Reposicione o polegar e repita. Contraia ou afrouxe a preensão para variar a pressão.

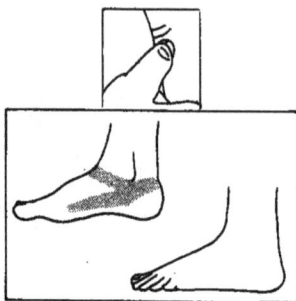

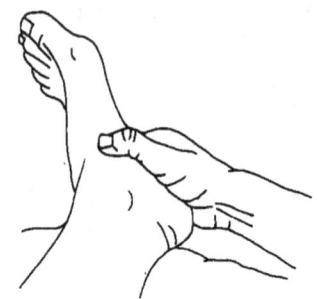

Segure o pé. Para usar esta técnica da *rotação sobre um ponto*, exerça pressão com o canto do polegar. Gire o pé, primeiro em sentido horário e depois no anti-horário. Reposicione o polegar e repita. Contraia ou afrouxe a preensão para variar a pressão.

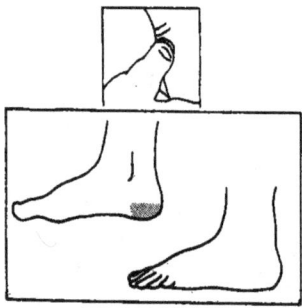

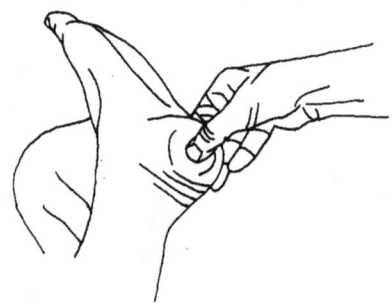

Repouse o calcanhar nos dedos de uma das mãos. Para utilizar esta técnica da *rotação sobre um ponto*, empregue o canto do polegar para exercer pressão. Gire o pé, primeiro no sentido horário e depois no anti-horário. Reposicione o polegar e repita. Contraia ou afrouxe a preensão para variar a pressão.

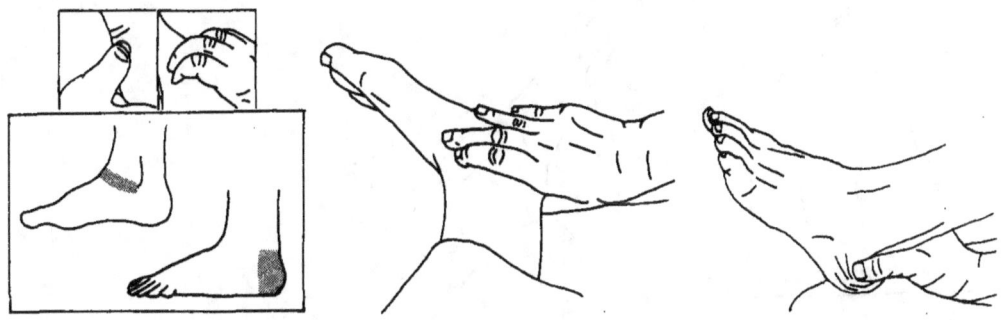

Segure o pé. Nesta técnica da *rotação sobre um ponto*, use tanto a ponta do indicador quanto o canto do polegar para exercer pressão. Gire o pé, primeiro no sentido horário e depois no anti-horário. Reposicione o polegar e repita. Contraia ou afrouxe a preensão para variar a pressão.

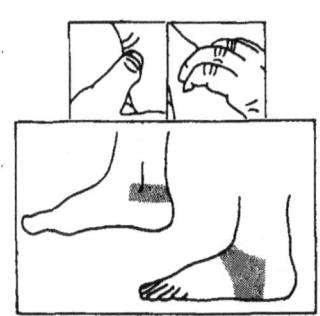

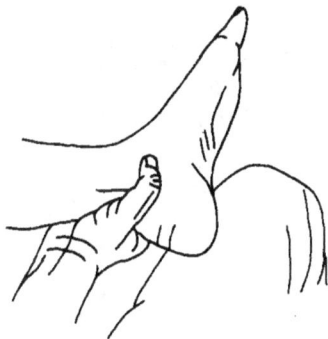

Segure o pé. Nesta técnica da *rotação sobre um ponto*, empregue tanto a ponta do indicador quanto o canto do polegar para exercer pressão. Gire o pé, primeiro no sentido horário e depois no anti-horário. Reposicione o polegar e repita. Contraia ou afrouxe a preensão para variar a pressão.

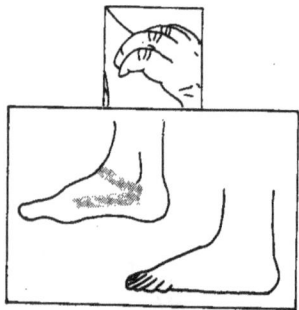
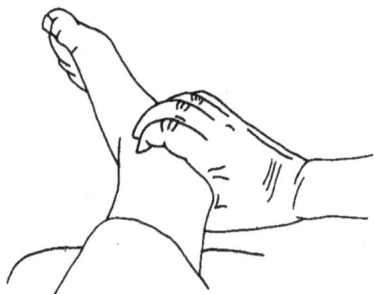

Segure o pé. Para aplicar esta técnica da *rotação sobre um ponto*, exerça pressão com a ponta do indicador. Trace círculos no ar com o dedão, girando o pé, primeiro no sentido horário e depois no anti-horário. Reposicione o dedo e repita. Contraia ou afrouxe a preensão para variar a pressão.

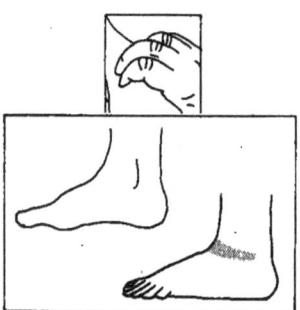
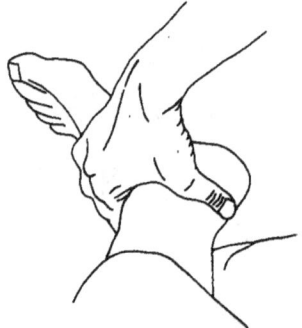

Segure o pé. Para aplicar esta técnica da *rotação sobre um ponto*, exerça pressão com a ponta do indicador. Gire o pé, primeiro no sentido horário e depois no anti-horário. Reposicione o dedo e repita. Contraia ou afrouxe a preensão para variar a pressão.

LATERAL INTERNA DO PÉ: bola de golfe

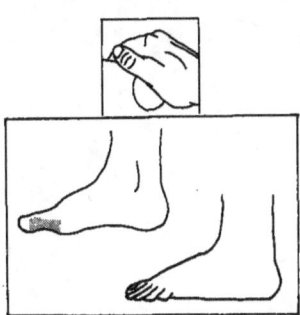 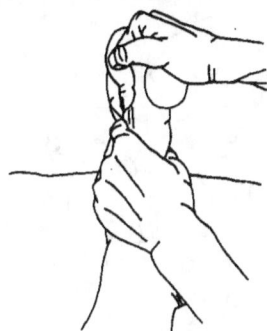

Nota: Preste atenção em sua reação à pressão exercida pela superfície dura da bola de golfe. Empregue uma intensidade de pressão que não lhe cause desconforto.

Segure a bola de golfe na palma da mão ativa. Deixe o dedão do pé entre os dedos dessa mão e a bola. Role-a pela borda do dedão. Passe-a várias vezes. Varie a pressão, contraindo a mão ativa.

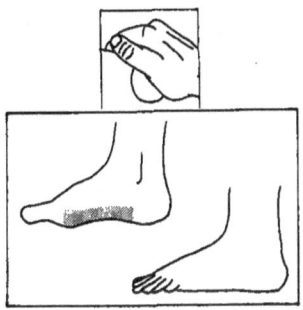 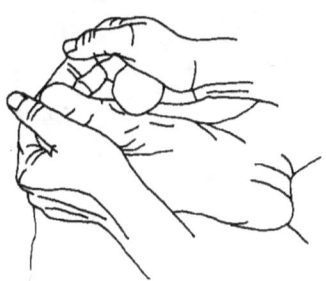

Segure a bola de golfe na palma da mão ativa. Coloque os dedos dessa mão no dorso do pé. Role a bola pela borda do pé. Repita várias vezes.

Variação: segure a bola de golfe com a outra mão.

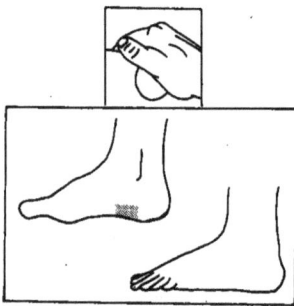
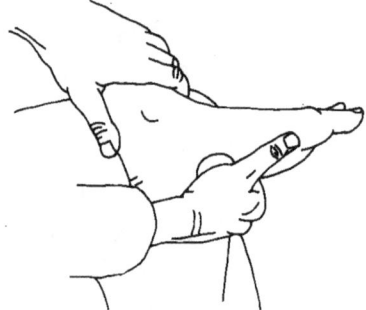

Segure a bola de golfe na palma da mão ativa. Repouse os dedos dessa mão na lateral externa do pé. Role a bola pela borda do pé. Passe-a várias vezes.

Variação: segure a bola de golfe com a outra mão.

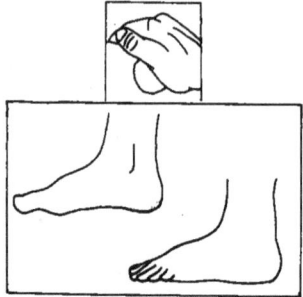
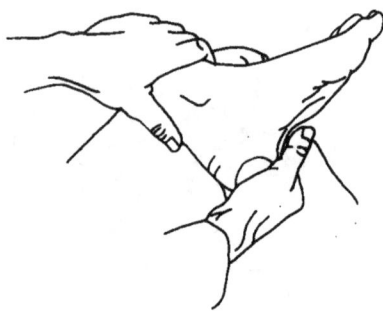

Segure a bola de golfe na palma da mão ativa. Repouse os dedos dessa mão na borda externa do calcanhar. Role a bola pela lateral do pé. Passe-a várias vezes.

Variação: segure a bola de golfe com a outra mão.

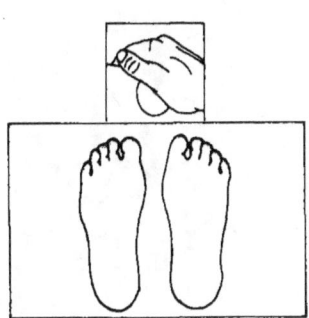
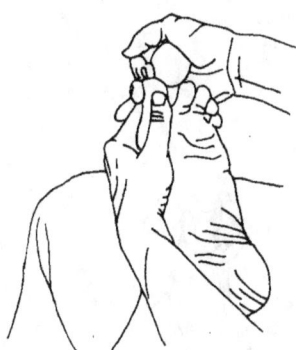

Segure a bola de golfe na palma da mão ativa. **Deixe o dedão do pé entre os dedos dessa mão e a bola.** Role-a pelo dedão, até a sua extremidade.

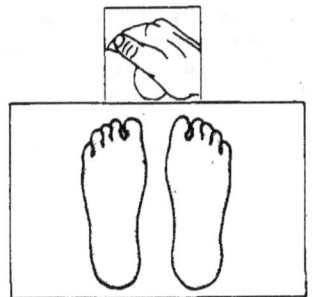
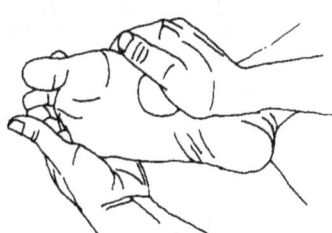

Segure a bola de golfe na palma da mão ativa. Firme o pé com a outra mão. Coloque a bola na planta do pé e role-a. Repita várias vezes.

Variação: segure a bola de golfe com a outra mão.

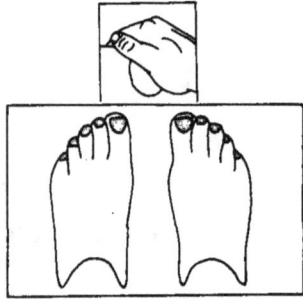

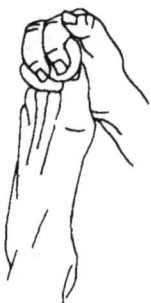

Utilize o mesmo procedimento em relação aos outros dedos do pé.

Envolva a bola de golfe com os dedos da mão ativa. Coloque a palma dessa mão na planta do pé. Deixe os dedos do pé entre a bola e a palma. Role a bola pelo dedo. Passe a bola várias vezes. Role a bola também transversalmente à unha.

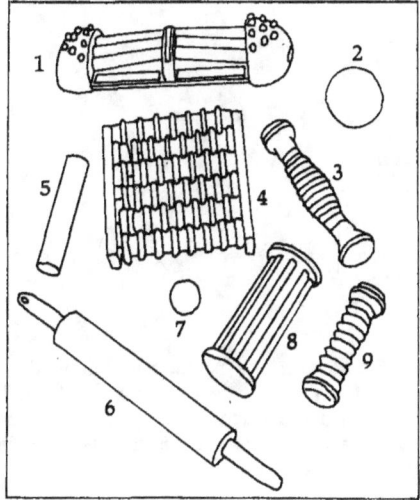

1 Step roller®
2 Bola de tênis
3 Footsie roller®
4 Wiehl roller®
5 Rolo de tortilha
6 Rolo de macarrão
7 Bola de golfe
8 Case roller®
9 Pedicure roller
Os rolos de pé encontram-se à venda na maioria das casas do ramo.

Os objetos cilíndricos servem perfeitamente para o rolamento sob os pés. Além dos rolos à venda no mercado, pode-se utilizar utensílios domésticos, como rolo de macarrão, garrafa de refrigerante ou travessa de uma cadeira. Além disso, você poderá colocar vários desses objetos em locais onde passa algum tempo. Por exemplo: sob a mesa da sala de jantar ou junto à sua poltrona favorita. Não os deixe em locais de trânsito.

Nota: Preste atenção à sua reação à pressão exercida pela superfície dura de um rolo. Exerça uma pressão que não lhe cause desconforto.

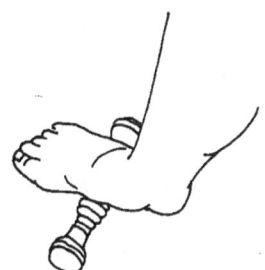
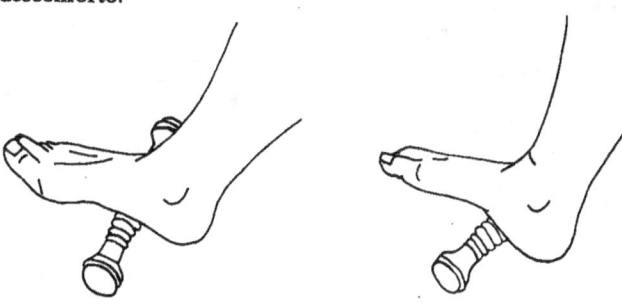

Passe da borda interna do pé para o centro e daí para a borda externa, a fim de abranger toda a sola do pé.

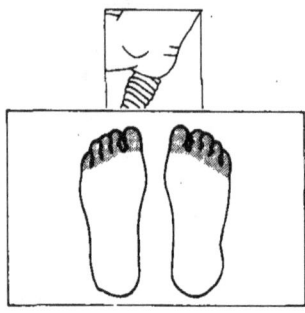

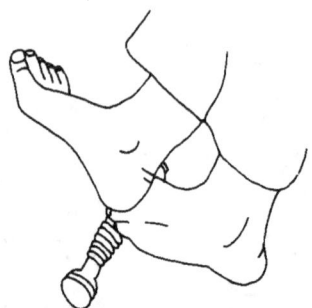

Coloque o calcanhar de um dos pés sobre o dedo do outro a ser trabalhado e role. O calcanhar serve como alavanca. Reposicione-o para trabalhar os demais dedos. Experimente virar o pé manipulado de um lado a outro, para trabalhar as laterais dos dedos.

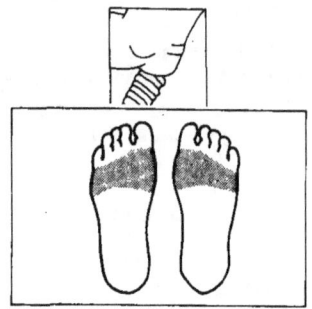

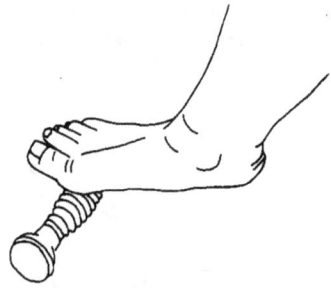

Coloque um dos pés sobre o rolo. Role-o com o calcanhar do outro pé em seu dorso para aumentar a pressão. Torça o pé de fora para o centro e para dentro, a fim de trabalhar toda a área.

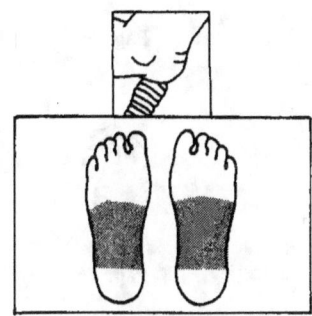 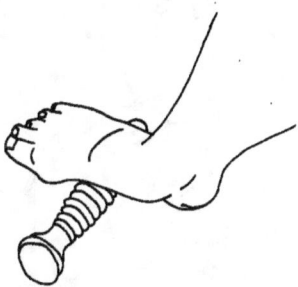

Coloque o pé sobre o rolo. Role-o, virando-o de fora para o centro e para dentro. Pode-se aumentar a pressão cruzando-se as pernas.

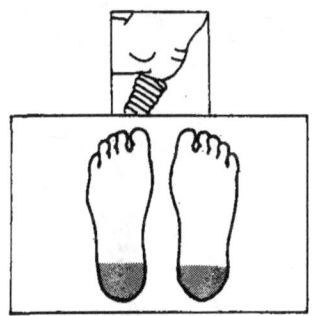 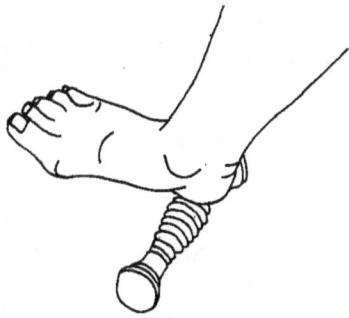

O calcanhar constitui uma área rija e essa característica compromete a estabilidade sobre o rolo. Por essas razões, pode-se cruzar as pernas ao rolar essa região, de modo a exercer pressão e controlar o rolo. Novamente, deve-se virar o pé de fora para o centro e para dentro.

QUADRO SUMÁRIO DAS TÉCNICAS: REFLEXOLOGIA DO PÉ

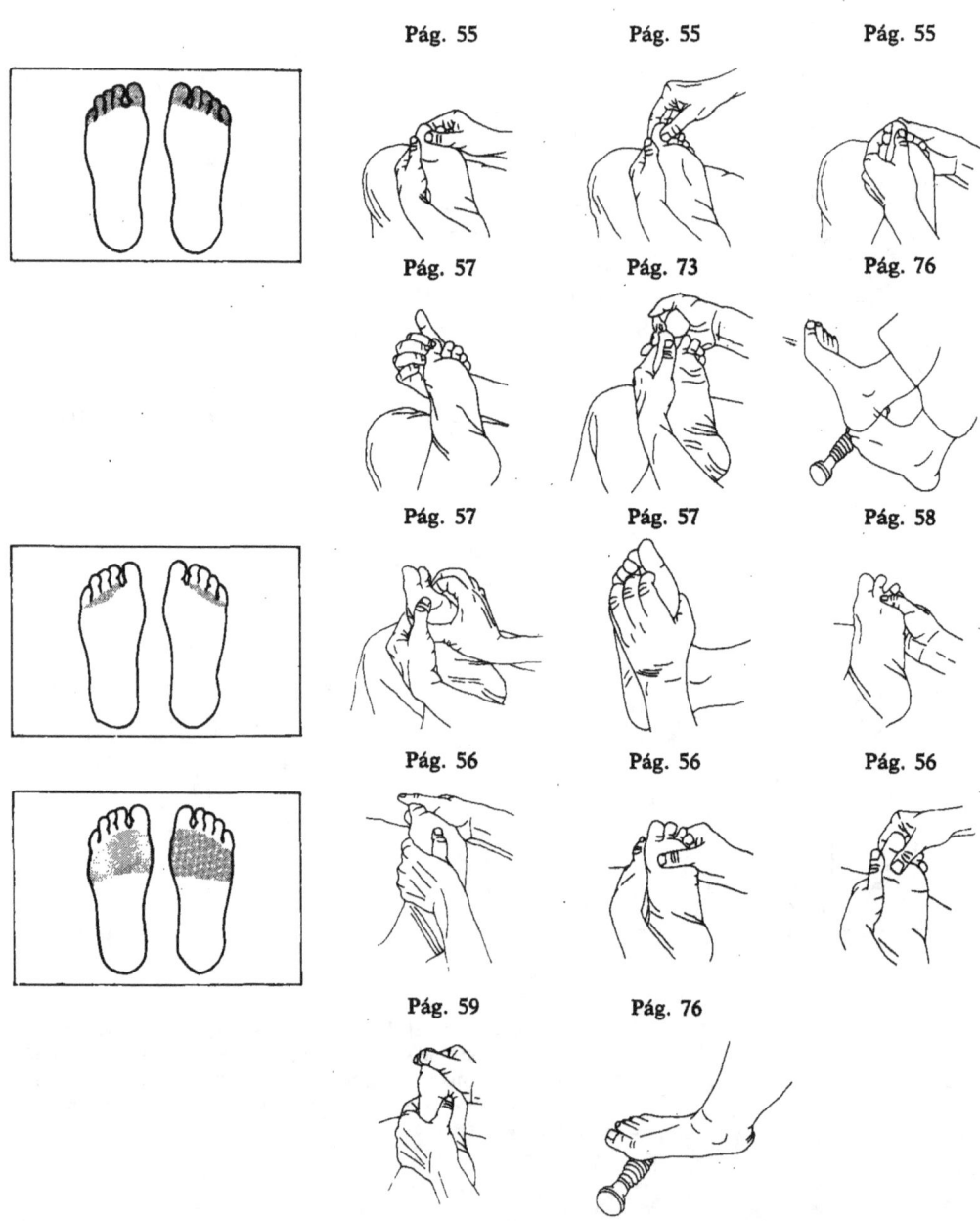

Pág. 55   Pág. 55   Pág. 55

Pág. 57   Pág. 73   Pág. 76

Pág. 57   Pág. 57   Pág. 58

Pág. 56   Pág. 56   Pág. 56

Pág. 59   Pág. 76

QUADRO SUMÁRIO DAS TÉCNICAS: REFLEXOLOGIA DO PÉ

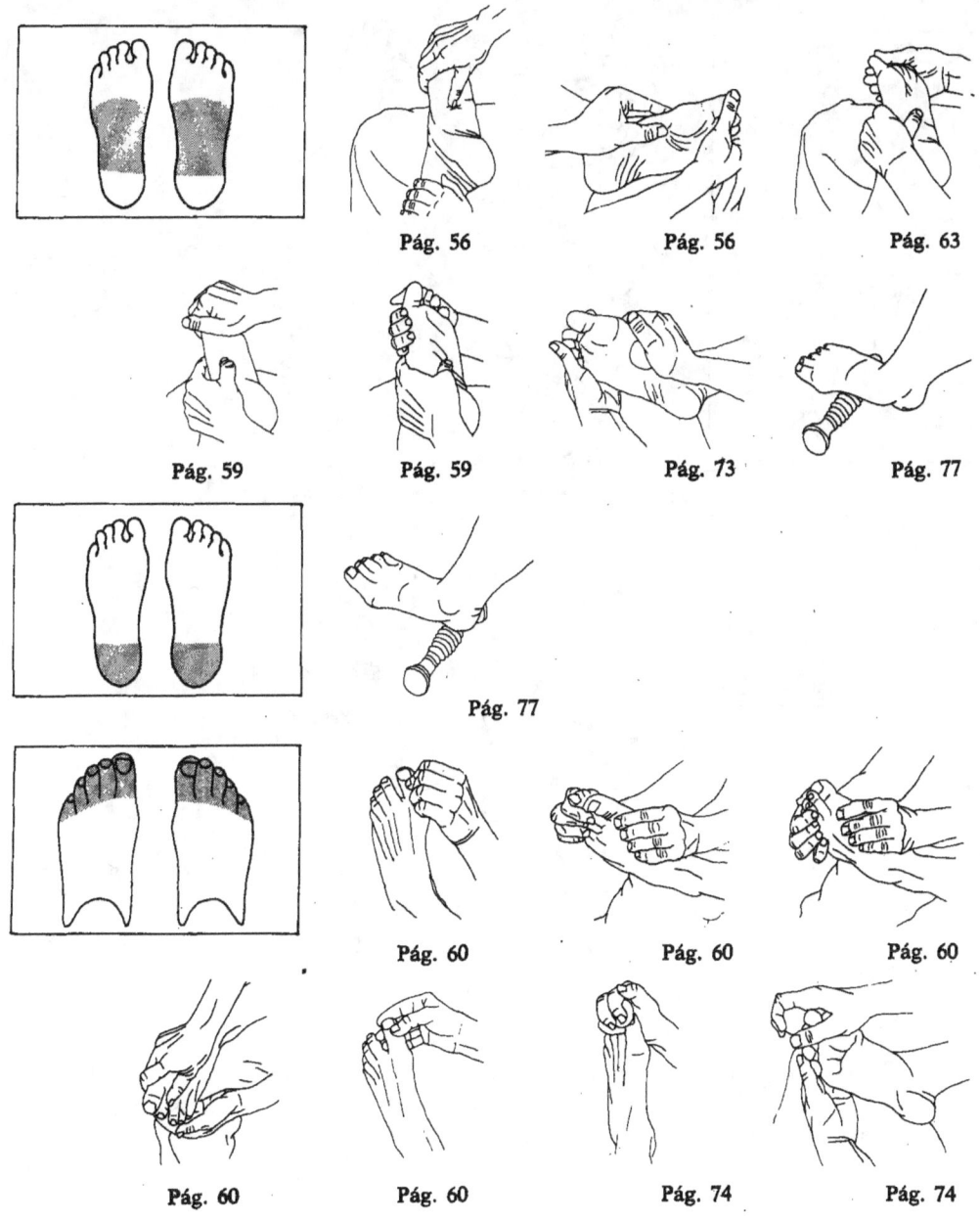

Pág. 56   Pág. 56   Pág. 63

Pág. 59   Pág. 59   Pág. 73   Pág. 77

Pág. 77

Pág. 60   Pág. 60   Pág. 60

Pág. 60   Pág. 60   Pág. 74   Pág. 74

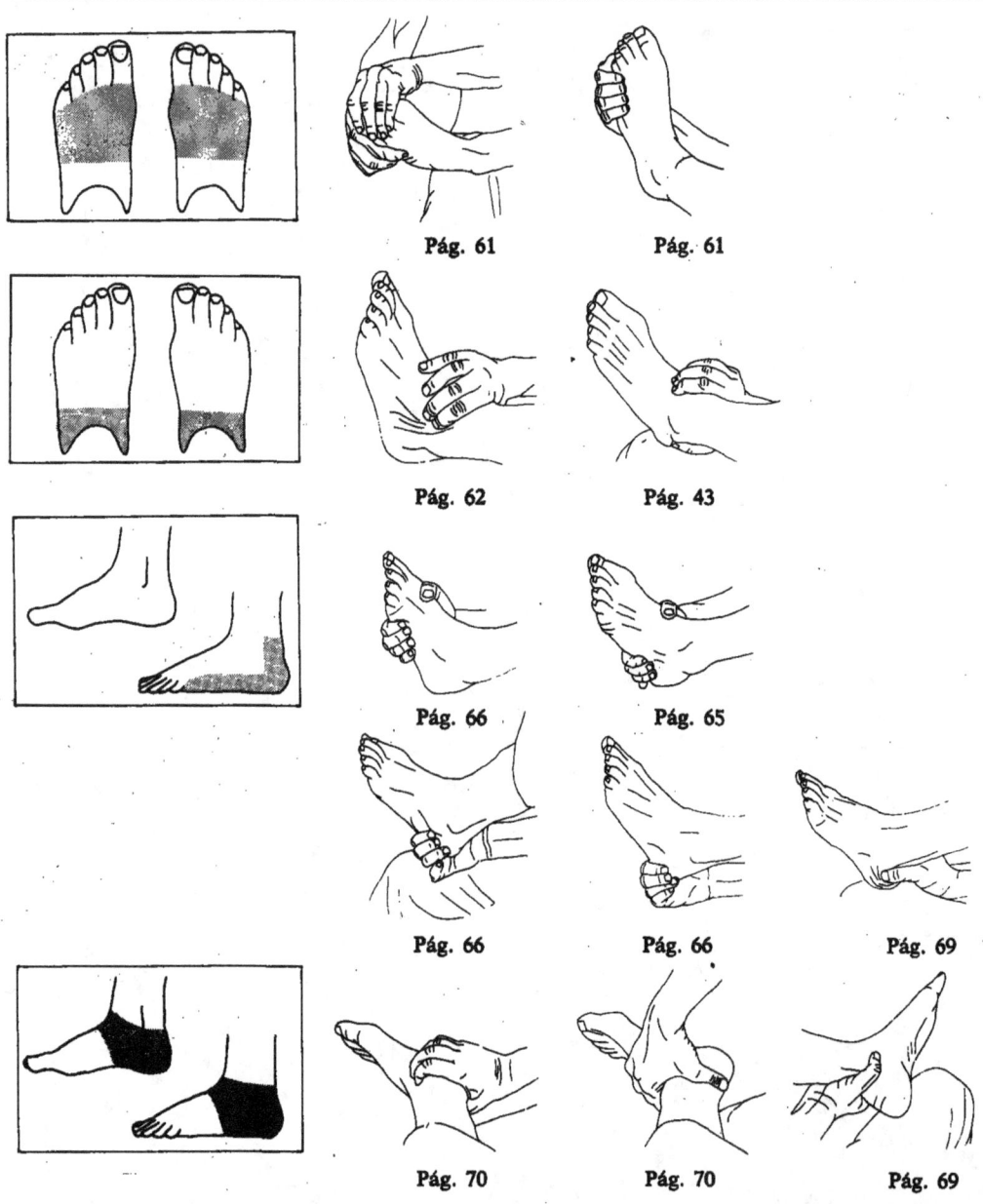

Pág. 61   Pág. 61

Pág. 62   Pág. 43

Pág. 66   Pág. 65

Pág. 66   Pág. 66   Pág. 69

Pág. 70   Pág. 70   Pág. 69

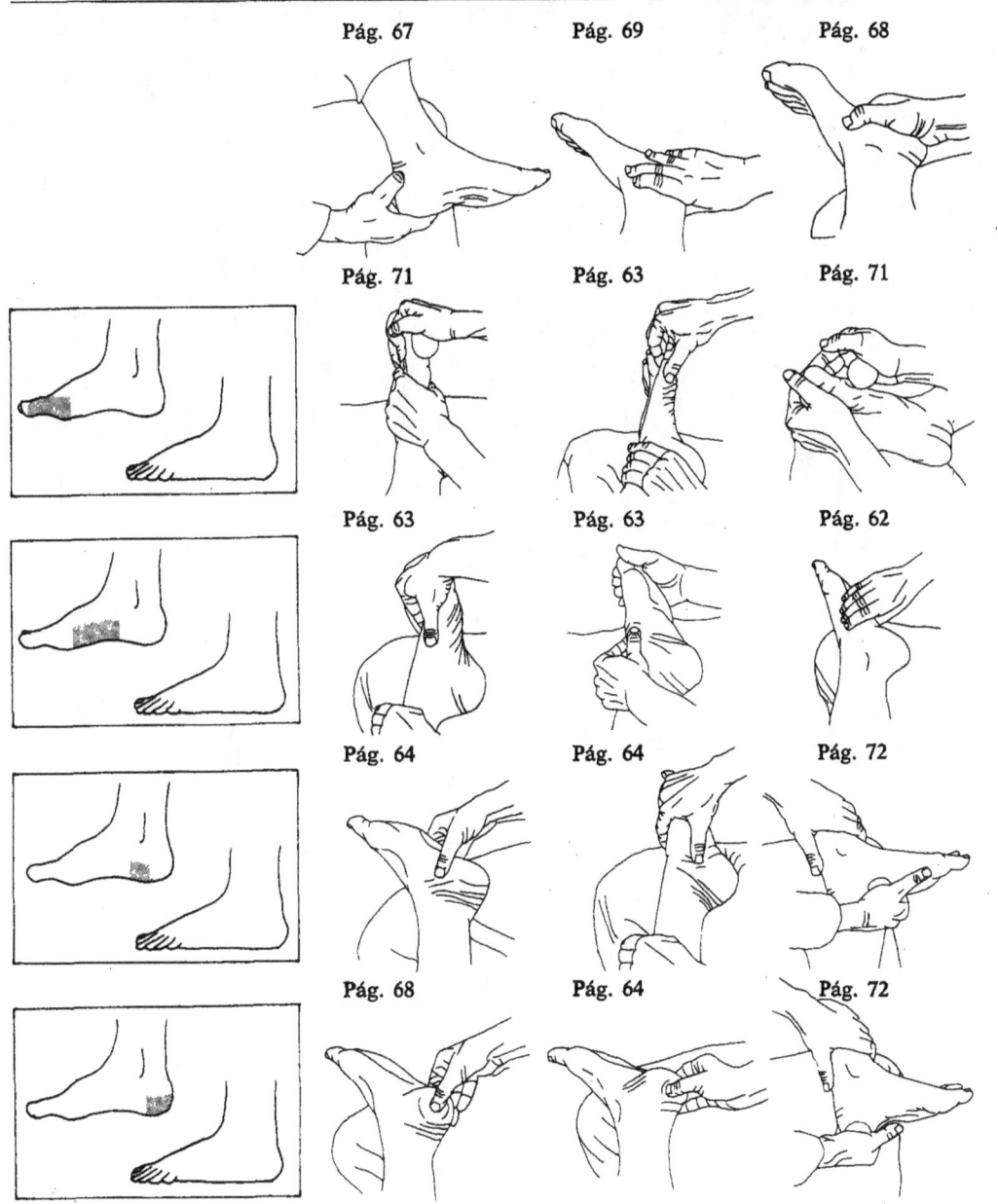

Pág. 67   Pág. 69   Pág. 68

Pág. 71   Pág. 63   Pág. 71

Pág. 63   Pág. 63   Pág. 62

Pág. 64   Pág. 64   Pág. 72

Pág. 68   Pág. 64   Pág. 72

REFLEXOLOGIA DA MÃO
Técnicas aplicadas

PALMA DA MÃO: caminhar com o polegar

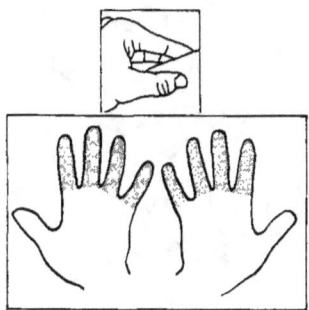
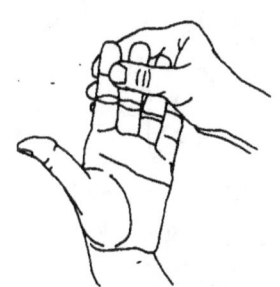
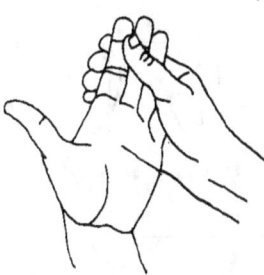

Repouse o dedo a ser trabalhado nos quatro dedos da mão ativa. Aplique a técnica do *caminhar com o polegar* para executar vários movimentos. Percorra todo o dedo. As juntas em particular constituem áreas de interesse.

Variação: ênfase especial no trabalho ao redor de uma junta.

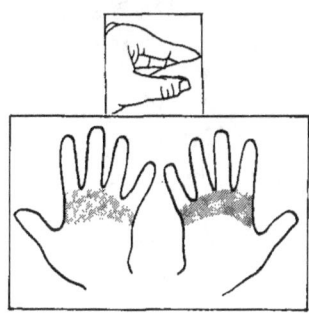
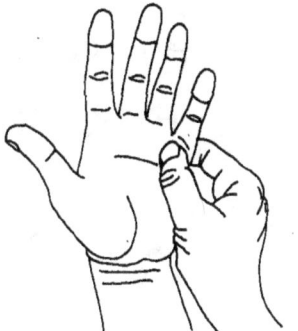
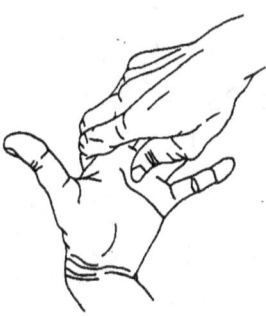

Apóie os dedos da mão ativa no dorso da passiva. Use a técnica do *caminhar com o polegar* para subir pelas depressões criadas pelas extremidades metacárpicas da palma. Dobre os dedos passivos para trás a fim de expor melhor essas depressões e reduzir a espessura ou carnosidade na área.

Variação: ↓ ←

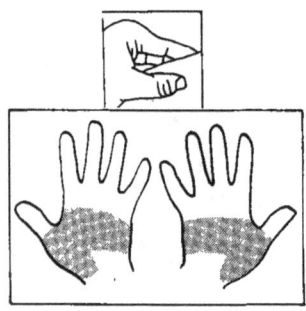
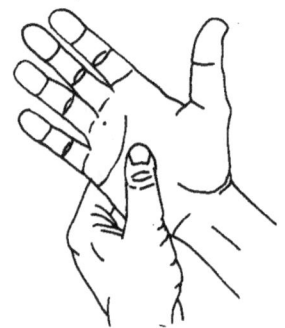
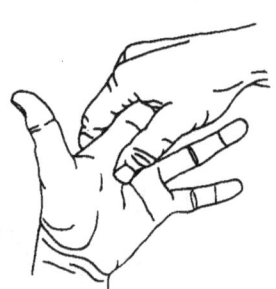

Deixe a mão a ser trabalhada entre os dedos da ativa. Utilize a técnica do *caminhar com o polegar* para trabalhar essa área. Por se tratar de uma região carnuda, o posicionamento adequado da mão passiva facilita a manipulação. Dobre os dedos para trás de modo a criar uma superfície mais firme de trabalho.

Variação: ↓

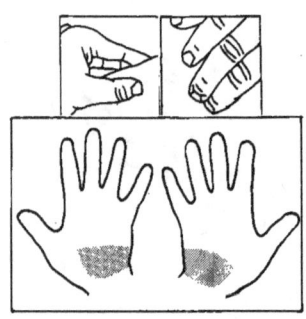
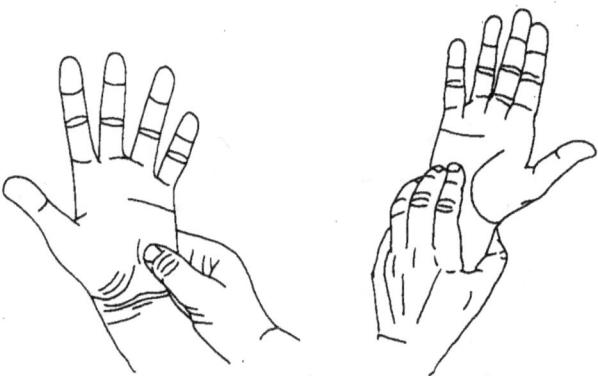

Repouse a mão a receber manipulação nos dedos da ativa. Empregue a técnica do *caminhar com o polegar* para trabalhar nessa área.

Variação: técnica do *caminhar com o indicador*. Segure o pulso para produzir o efeito de alavanca.

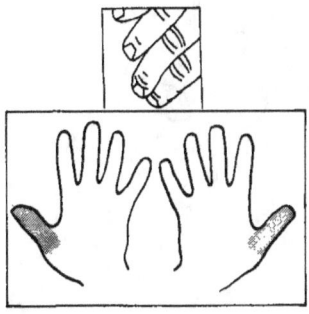 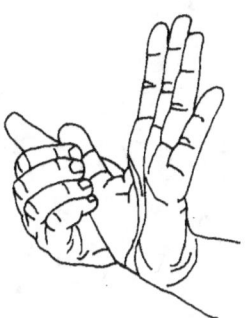

Apóie o polegar a ser trabalhado na palma da mão ativa. Aplique a técnica do *caminhar com o indicador* para manipular a área. Execute movimentos sucessivos para percorrer a superfície da face interna do polegar.

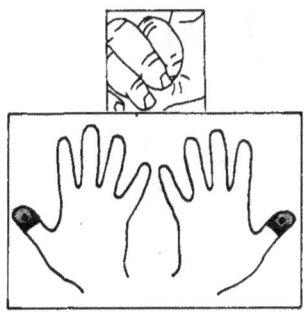 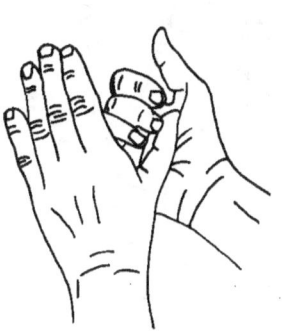 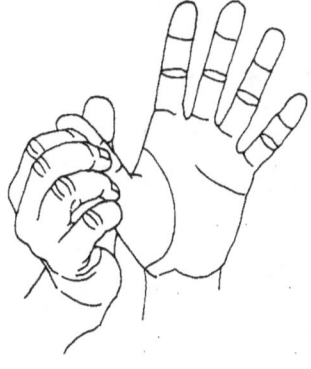

Coloque o polegar a ser trabalhado na palma da mão ativa. Ponha a ponta do indicador ou do dedo médio na área a receber manipulação. Com a técnica do *aperto com um dedo*, exerça pressão alternada sobre a região. Tome cuidado com as unhas. Reposicione o dedo ativo e repita.

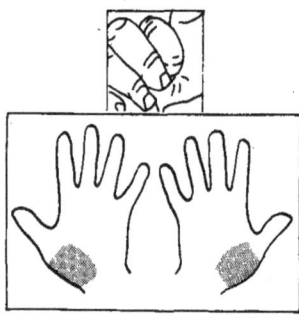 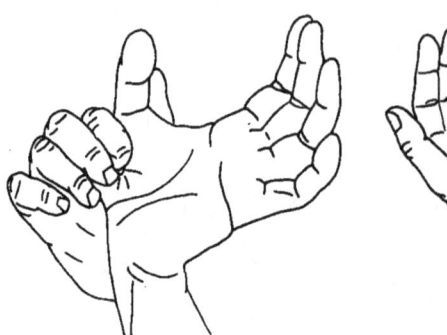 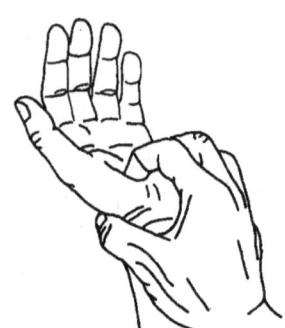

Coloque a mão passiva na palma da ativa. Coloque a ponta do indicador na área a ser trabalhada. Use a técnica do *aperto com um dedo* para exercer pressão alternada. Tome cuidado com as unhas. Reposicione o dedo ativo e repita.

Variação: segure pelo pulso a mão a ser trabalhada.

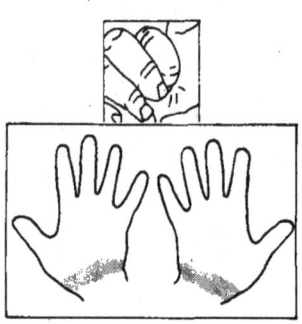 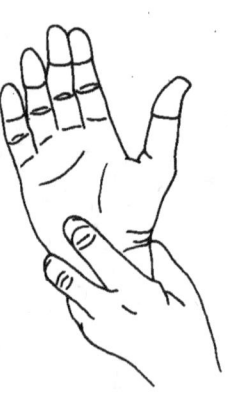 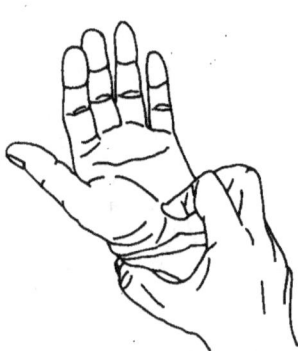

Segure o pulso. Coloque a ponta do indicador na área a ser trabalhada. Utilize a técnica do *aperto com um dedo* para criar pressão alternada. Tome cuidado com as unhas. Reposicione o dedo ativo e repita.

PALMA DA MÃO: aperto com vários dedos

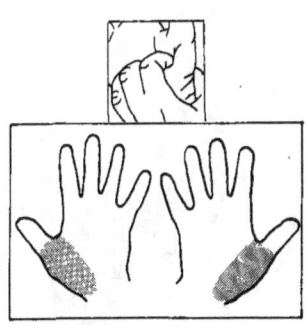
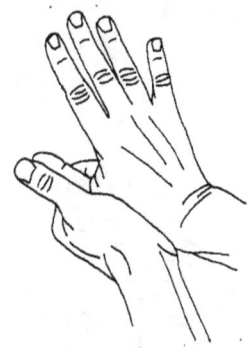
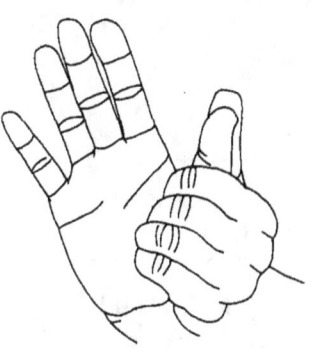

Coloque a base da mão ativa no dorso da outra, abaixo do polegar, servindo como alavanca para os dedos ativos. Posicione a ponta desses dedos na palma da outra mão. Empregue a técnica do *aperto com vários dedos* para trabalhar a parte carnuda. Tome cuidado com as unhas. Reposicione os dedos ativos e repita.

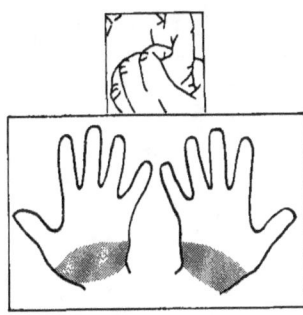
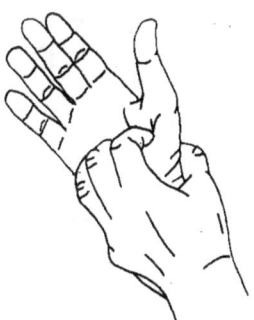

Coloque a base da mão ativa no pulso. Envolva-o com o polegar para a obtenção do efeito de alavanca. Posicione a ponta dos dedos na palma da mão. Aplique a técnica do *aperto com vários dedos* para manipular a base da mão. Tome cuidado com as unhas. Reposicione os dedos ativos e repita.

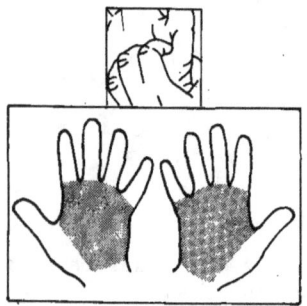 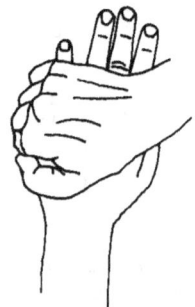 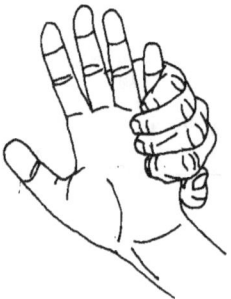

Coloque a base da mão ativa no dorso da outra, abaixo do dedo mínimo. Posicione a ponta dos dedos ativos na palma a ser trabalhada. Utilize a técnica do *aperto com vários dedos* para manipular a área. Tome cuidado com as unhas. Reposicione os dedos ativos e repita.

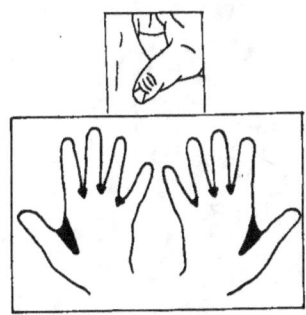 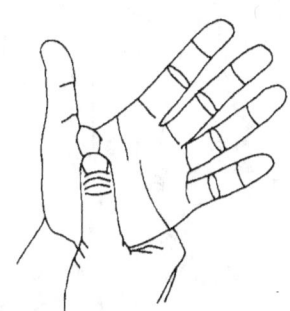 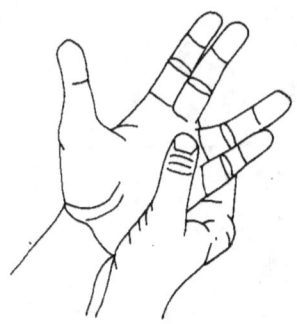

Segure a mão a ser trabalhada, posicionando o polegar e o indicador em oposição, como que para beliscar o tecido de ligação da mão. Empregue a técnica do *caminhar com o polegar* para trabalhar a área. Realize movimentos sucessivos. Tome cuidado com as unhas.

Variação: técnica do *aperto-beliscão.*

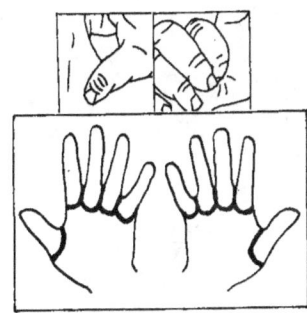 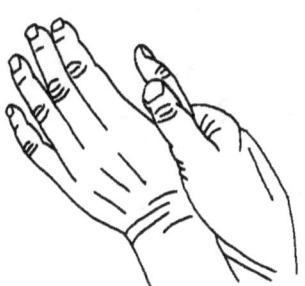 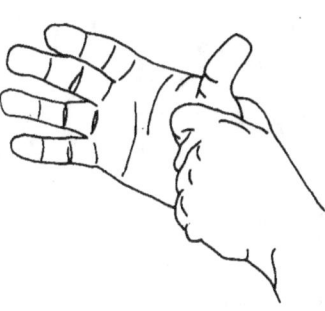

Segure a mão a ser trabalhada com o polegar e o indicador da ativa. A segunda junta do indicador é o ponto de contato. Use o polegar para suporte e como alavanca enquanto a junta do indicador trabalha. Coloque o indicador sob a junta abaixo do polegar. Gire a mão ativa para a frente e para trás, fincando o indicador na junta.

Variação: técnica do *aperto com um dedo.*

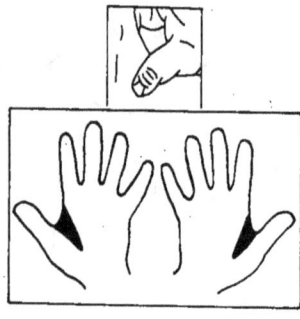
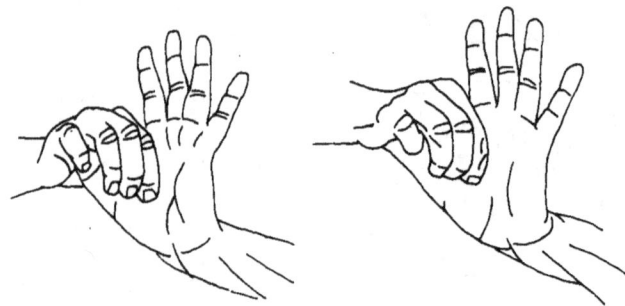

Coloque o polegar e o indicador no tecido de ligação da mão. Para aplicar a técnica do *aperto-beliscão*, pressione juntando o polegar e o indicador. A ponta deste exerce maior pressão do que a do polegar, que é mais usada como apoio.

Variação: técnica do *caminhar com o indicador*.

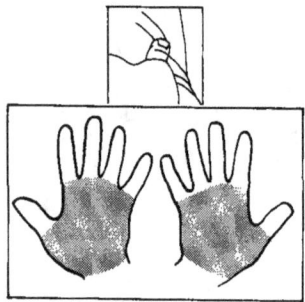
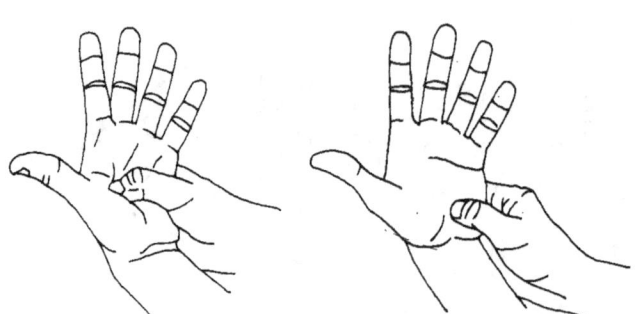

Segure a mão a ser manipulada, posicionando o polegar da ativa em sua palma e os demais dedos no dorso, em oposição (como que para beliscar a mão). Para utilizar a técnica do *aperto-beliscão*, tente juntar o polegar e os outros dedos, bombeando-os de modo a criar pressão alternada. O polegar exerce maior pressão. Tome cuidado com as unhas.

Variação: técnica do *caminhar com o polegar*.

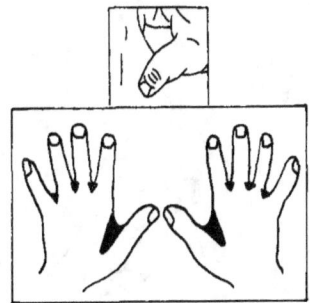

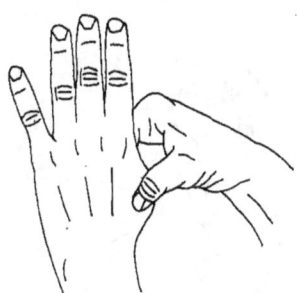

Coloque o polegar e o indicador ativos no tecido de ligação da mão passiva. Para utilizar a técnica do *aperto-beliscão*, pressione juntando os dois dedos. Tome cuidado com as unhas. A ponta do polegar exerce maior pressão do que a do indicador, que é mais usada como apoio.

Variações: criar intensa pressão alternada bombeando o polegar e o indicador; técnica do *caminhar com o polegar*.

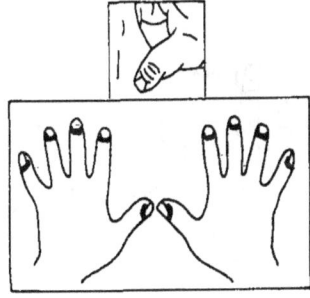

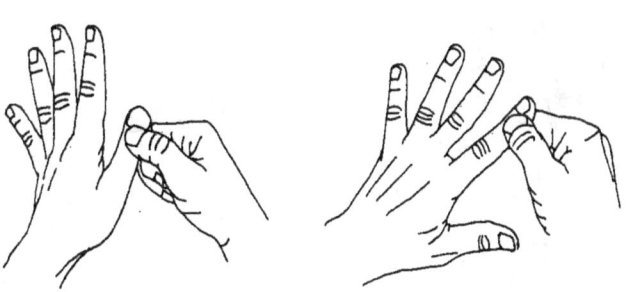

Coloque o polegar a ser trabalhado entre o polegar e o indicador (segunda junta) ativos. Para empregar a técnica do *aperto-beliscão*, pressione, juntando o polegar e o indicador.

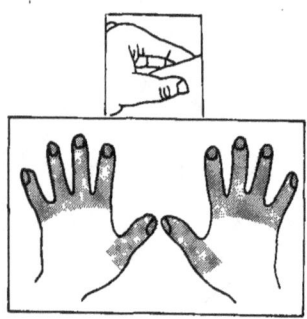

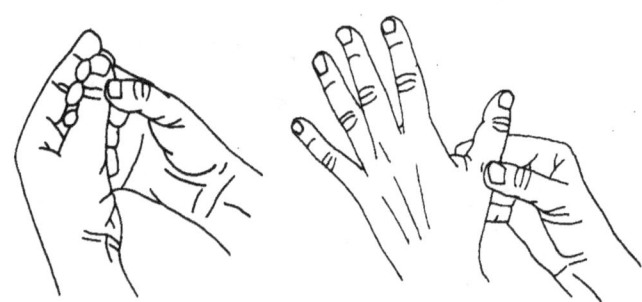

Emprega-se a técnica do *caminhar com o polegar* para traba-lhar os dedos da mão oposta. Os da mão ativa servem como supor-te e alavanca. Para começar, apóie o polegar passivo nos quatro dedos ativos. Com a técnica do *caminhar com o polegar*, execute várias passagens para percorrer todo o polegar, incluindo a unha e os lados. As juntas em particular constituem áreas de explora-ção. Troque as mãos e manipule o outro polegar da mesma ma-neira. Volte para a mão original e siga os procedimentos acima descritos para trabalhar o indicador.

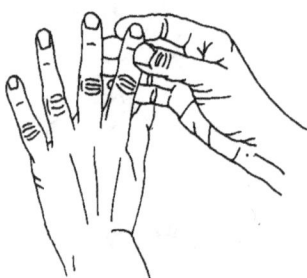

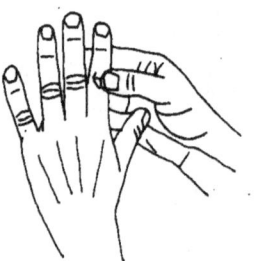

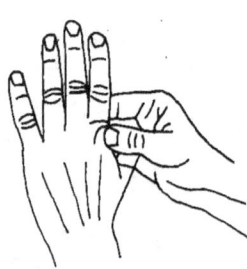

Reveze as mãos ao manipular a parte superior de todos os dedos. Segue-se um padrão alternado para tornar a atividade me-nos cansativa para o polegar ativo.

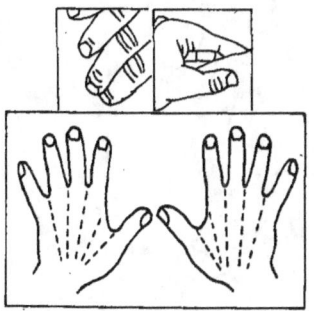
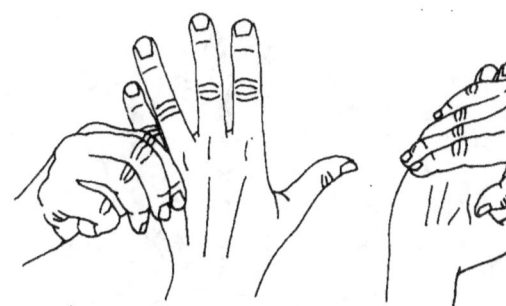
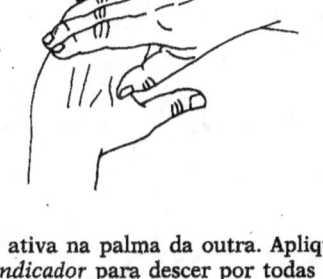

Coloque o polegar da mão ativa na palma da outra. Aplique a técnica do *caminhar com o indicador* para descer por todas as depressões entre os dois ossos metacárpicos do dorso da mão. Comece pela base do dedo e trabalhe desde sua junta até o pulso. Manipule ambos os lados da depressão. Trabalhe todas elas da mesma maneira. Aquela entre o polegar e o indicador é maior do que as outras. Use a técnica do *caminhar com o indicador* para executar vários movimentos por essa área, tanto do lado do indicador quanto do polegar.

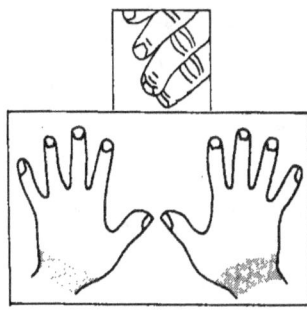
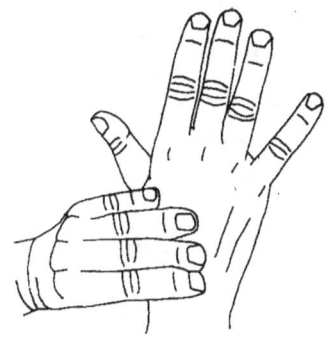
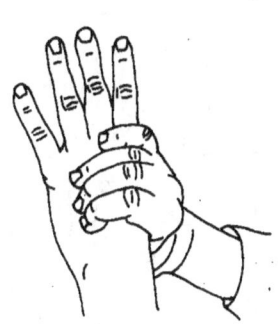

Repouse a mão a ser trabalhada no polegar da ativa. Utilize a técnica do *caminhar com o indicador* para "cruzar" a mão. Faça vários movimentos, incluindo o pulso.

Variação: técnica do *caminhar com vários dedos*.

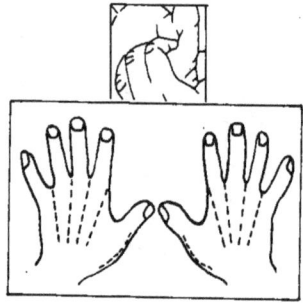 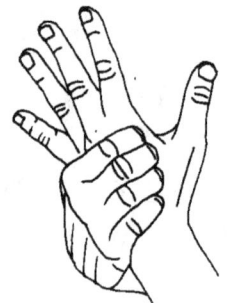 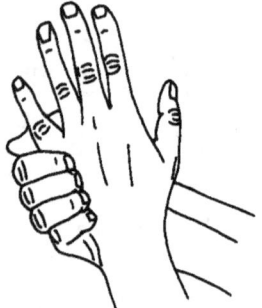

Coloque a base da mão ativa na palma da outra, abaixo do dedo mínimo. Isso permite o efeito de alavanca à técnica. Posicione a ponta dos dedos na depressão entre os dedos mínimo e anular. Gire o pulso da mão passiva para permitir aos dedos ativos trabalhar a depressão. Manipule as outras depressões da mesma maneira.

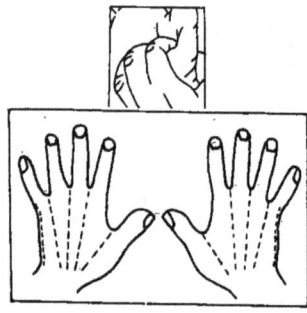 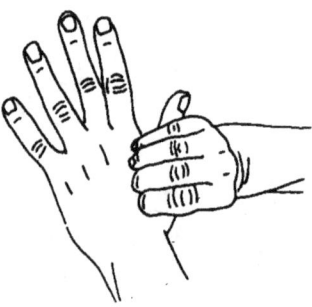

Para trabalhar o outro lado das depressões, reposicione a mão ativa de modo que sua base se apóie na palma da outra mão, abaixo do polegar. Manipule como descrito acima.

LATERAIS DA MÃO: caminhar com o polegar/indicador

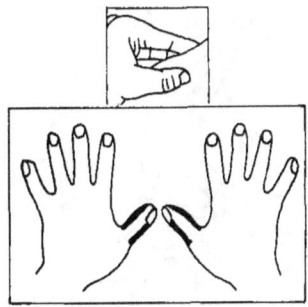
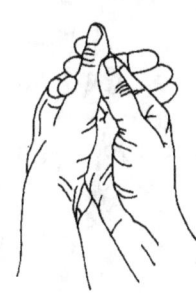
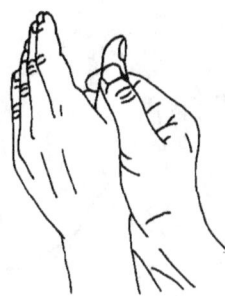

Repouse o polegar a ser trabalhado nos dedos da mão ativa. Empregue a técnica do *caminhar com o polegar* para subir por ele. Reposicione o polegar ativo e realize várias passagens.

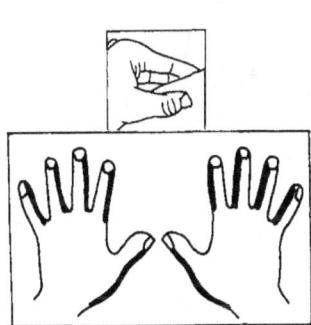
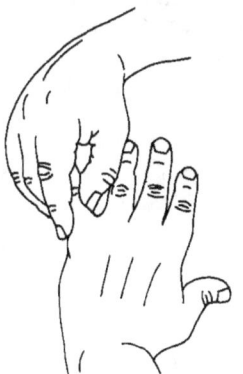
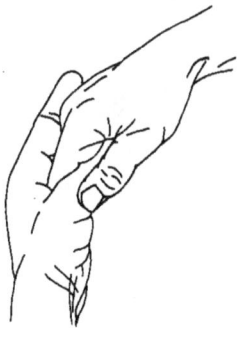

Segure o dedo mínimo com a mão ativa. Sua preensão serve como alavanca enquanto a intensidade dela atua como controle da pressão que você deseja exercer. Use a técnica do *caminhar com o polegar* para descer pelo dedo até a extremidade do metacarpo. Pegue o dedo seguinte e repita o procedimento. Deve-se deixar o polegar livre enquanto se mantém a preensão com os dedos e o resto da mão, proporcionando assim o efeito de alavanca. Trabalhe os demais dedos da mesma maneira.

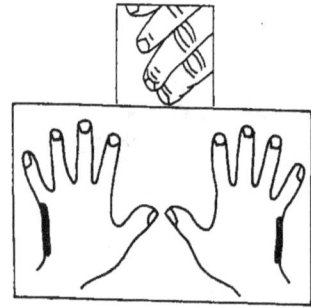 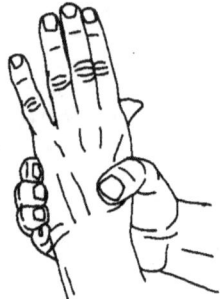 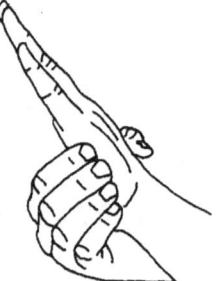

Segure a mão a ser trabalhada. O polegar da ativa atua como alavanca. Utilize a técnica do *caminhar com vários dedos* para manipular essa área.

Variação: empregue o mesmo procedimento com as técnicas do *caminhar com um dedo* e da *rotação sobre um ponto*.

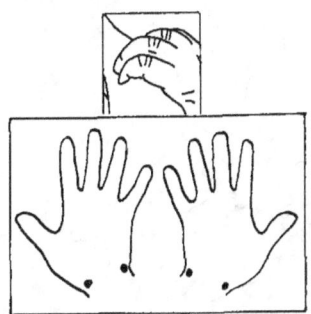

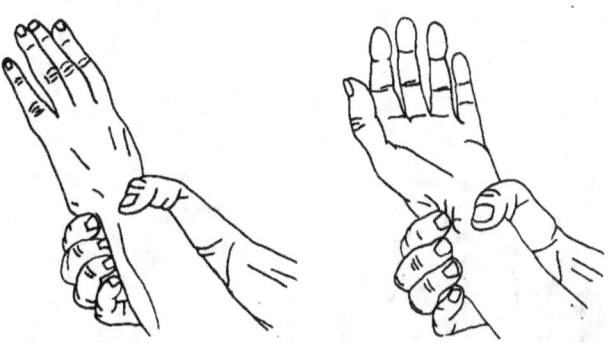

Com a palma da mão a ser trabalhada voltada para baixo, segura o pulso com o polegar da mão ativa na palma. Para aplicar a técnica da *rotação sobre um ponto*, localize o ponto com o indicador e gire o pulso várias vezes, primeiro no sentido horário e depois no anti-horário. Com a palma da mão a ser trabalhada voltada para cima, segure o pulso com o polegar no lado palmar e repita o processo.

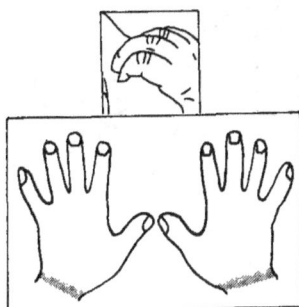

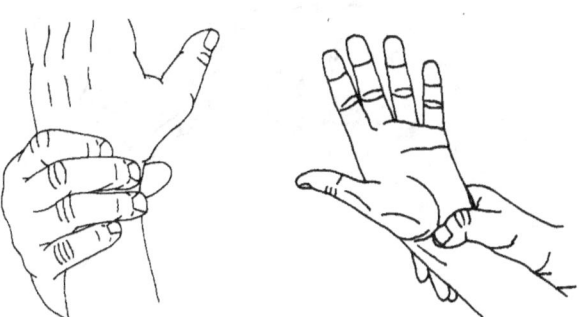

Com a palma da mão a ser trabalhada voltada para baixo, segure o pulso com o polegar na palma e os dedos no dorso. Para empregar a técnica da *rotação sobre um ponto*, o indicador pinça uma área e permanece imóvel, enquanto se gira o pulso da mão passiva várias vezes em ambas as direções. Isso deve criar uma pressão alternada com o indicador. O polegar e a mão ativa atuam como alavanca.

Variação: técnica da *rotação sobre um ponto*, com o polegar.

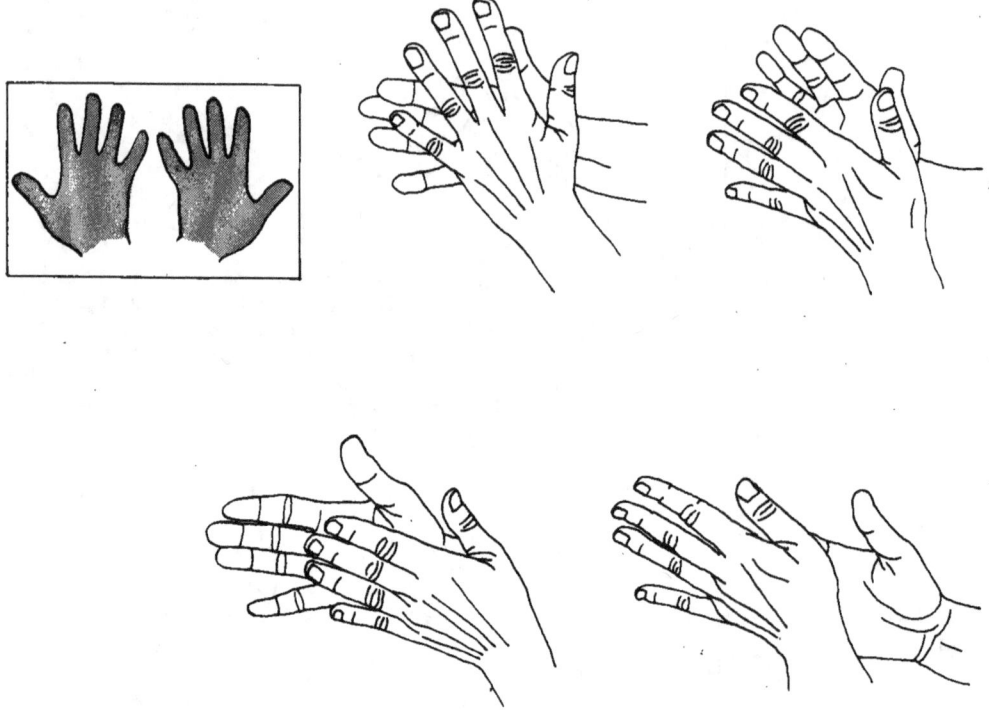

O polimento consiste em friccionar uma mão na outra de forma rápida e repetitiva. Trata-se de uma técnica geral para estimulação generalizada e circulatória.

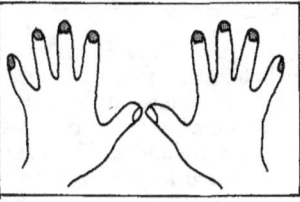

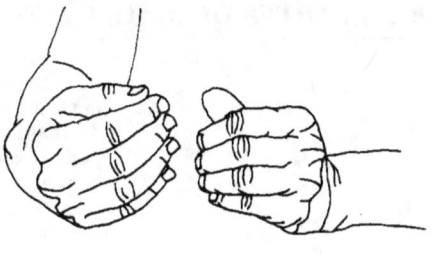

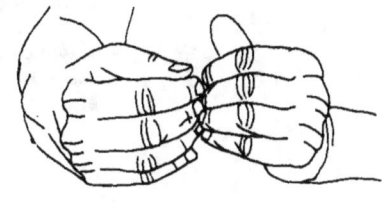

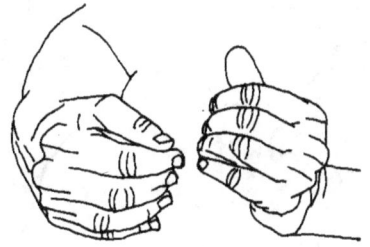

Polimento das unhas: as unhas de uma das mãos friccionam-se nas da outra de modo rápido e repetitivo.

Em geral, usa-se uma bola de golfe para trabalhar as mãos devido ao seu tamanho, bem como pelo baixo custo e a facilidade de manipulação. Mas quaisquer objetos redondos ou cilíndricos podem oferecer o mesmo benefício. Escolha um que se adapte bem a você. Mas *lembre-se* de que *nunca* deverá aplicar algo como uma bola de golfe em outra pessoa! Preste atenção em sua própria reação à pressão exercida pela dureza da bola. Aplique uma pressão que não lhe provoque desconforto.

Para obter eficácia na aplicação de uma bola de golfe nas mãos, deve-se aprender a controlá-la para criar uma superfície estável de trabalho. Para isso, segure a bola na palma da mão ativa ou prenda-a entre as mãos. Outra disposição, que não só aumenta o controle da bola, mas também propicia o efeito de alavanca e regula a pressão, é a colocação dos quatro dedos ativos sobre o dorso da mão passiva. Assim, prende-se a bola de golfe entre as palmas, e os dedos controlam a pressão.

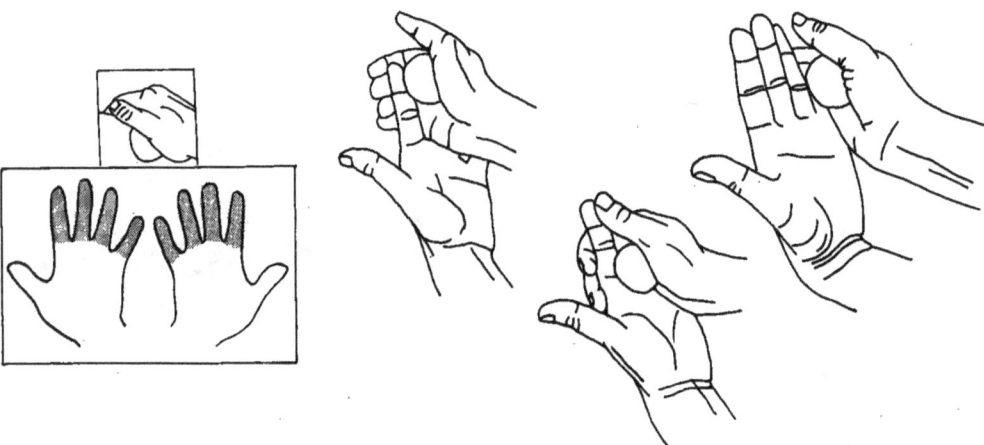

Segure a bola de golfe na palma da mão ativa. Deixe o dedo a ser manipulado entre a bola e os dedos ativos. Role a bola por ele. Realize movimentos sucessivos até percorrê-lo em toda a extensão. Variam-se a alavanca e a pressão contraindo-se a mão ativa.

Passe para outro dedo. Envolva-o na mão ativa e proceda como foi descrito acima. Continue pelos demais dedos.

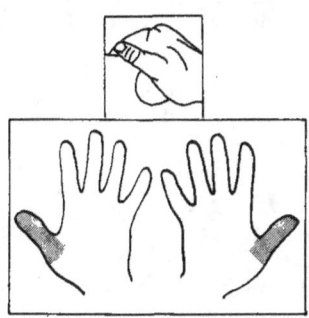
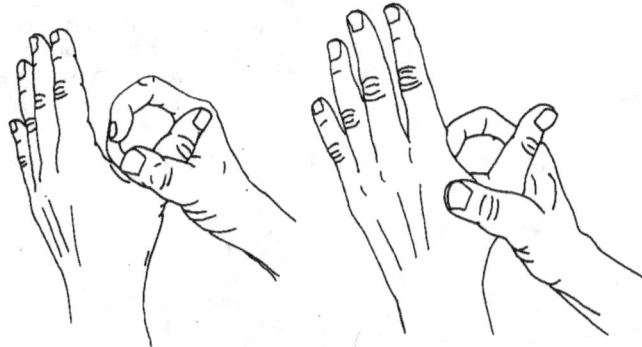

O polegar apresenta uma situação diferente para a mão ativa. Segure a bola de golfe com os dois primeiros dedos dessa mão. Coloque-a na superfície interna do polegar. Posicione o polegar ativo no dorso do polegar passivo. Este serve para criar o efeito de alavanca e controlar a pressão. Agora que você tem uma superfície estável de trabalho, mova a mão ativa de modo a rolar a bola transversalmente pelo polegar.

Cubra a extensão do polegar com movimentos sucessivos. Inclua a ponta, a polpa, as juntas e a coluna do polegar.

Variação: trabalhe como foi descrito acima, mas mova a mão passiva para rolar a bola transversalmente pelo polegar.

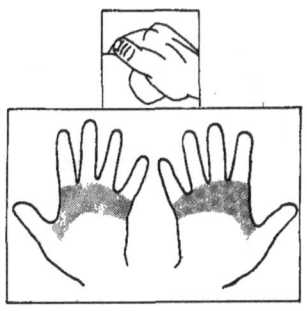
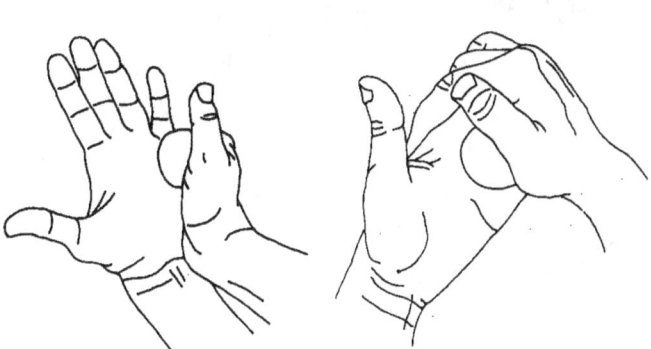

Segure a bola de golfe na palma da mão ativa. Coloque os dedos desta no dorso da passiva. Role a bola ao redor e dentro da depressão criada pela extremidade dos ossos metacárpicos. Manipule dessa maneira as duas depressões da borda externa da mão.

As duas depressões da parte interna da mão não oferecem a mesma facilidade de manipulação devido à menor capacidade de exercer pressão e prover a alavanca com alcance mais extenso. Para compensar, reposicione a mão ativa na parte interna da outra a ser manipulada. Segure a bola na palma da mão ativa com os dedos posicionados no dorso da passiva. Role a bola ao redor e através das duas depressões.

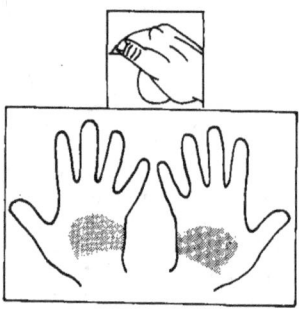 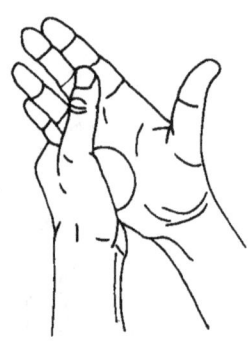 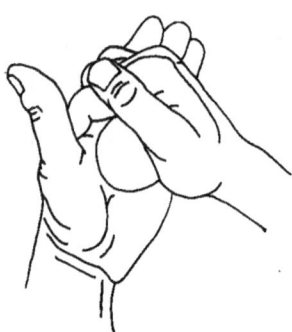

Segure a bola de golfe na palma da mão ativa. Role-a. Contraia ou afrouxe a mão ativa para variar a pressão.

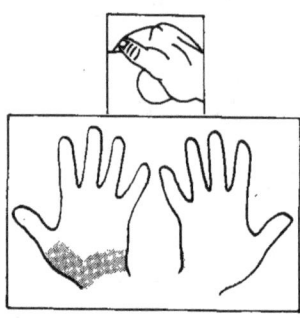 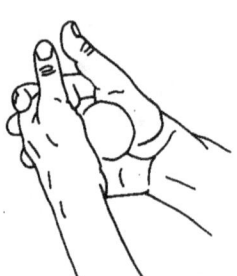 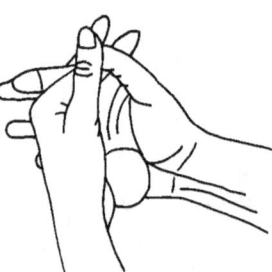

Entrelace os dedos das mãos como se fosse rezar. Segure a bola entre as bases das mãos. Role-a. Contraia ou afrouxe as mãos para variar a pressão.

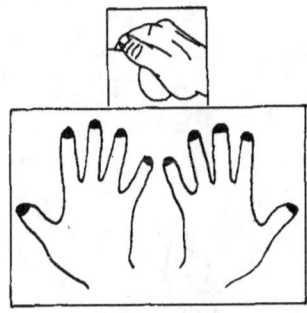
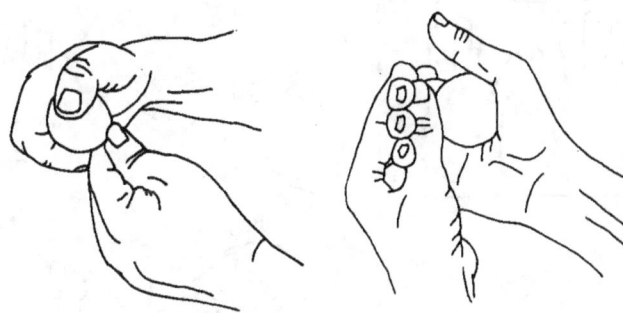

Segure a bola de golfe na palma da mão ativa. Envolva o polegar da outra com os dedos desta, prendendo-o entre eles e a bola. Contraia ou afrouxe os dedos para variar a pressão.

Segure a bola com dois dedos. Coloque-a na unha. Role-a de um lado a outro variando a pressão com a preensão dos dedos.

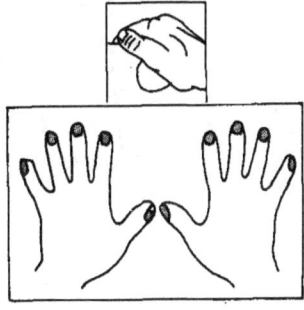
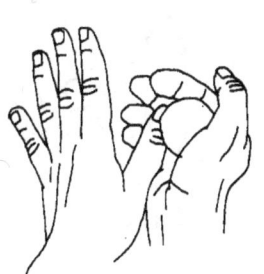
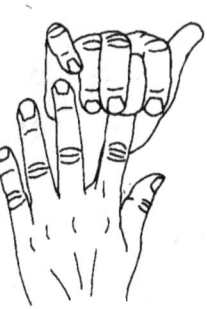

Segure a bola de golfe na palma da mão ativa. Coloque os dedos dessa mão em volta do polegar da outra, prendendo-o entre eles e a bola. Contraia ou afrouxe os dedos para variar a pressão.

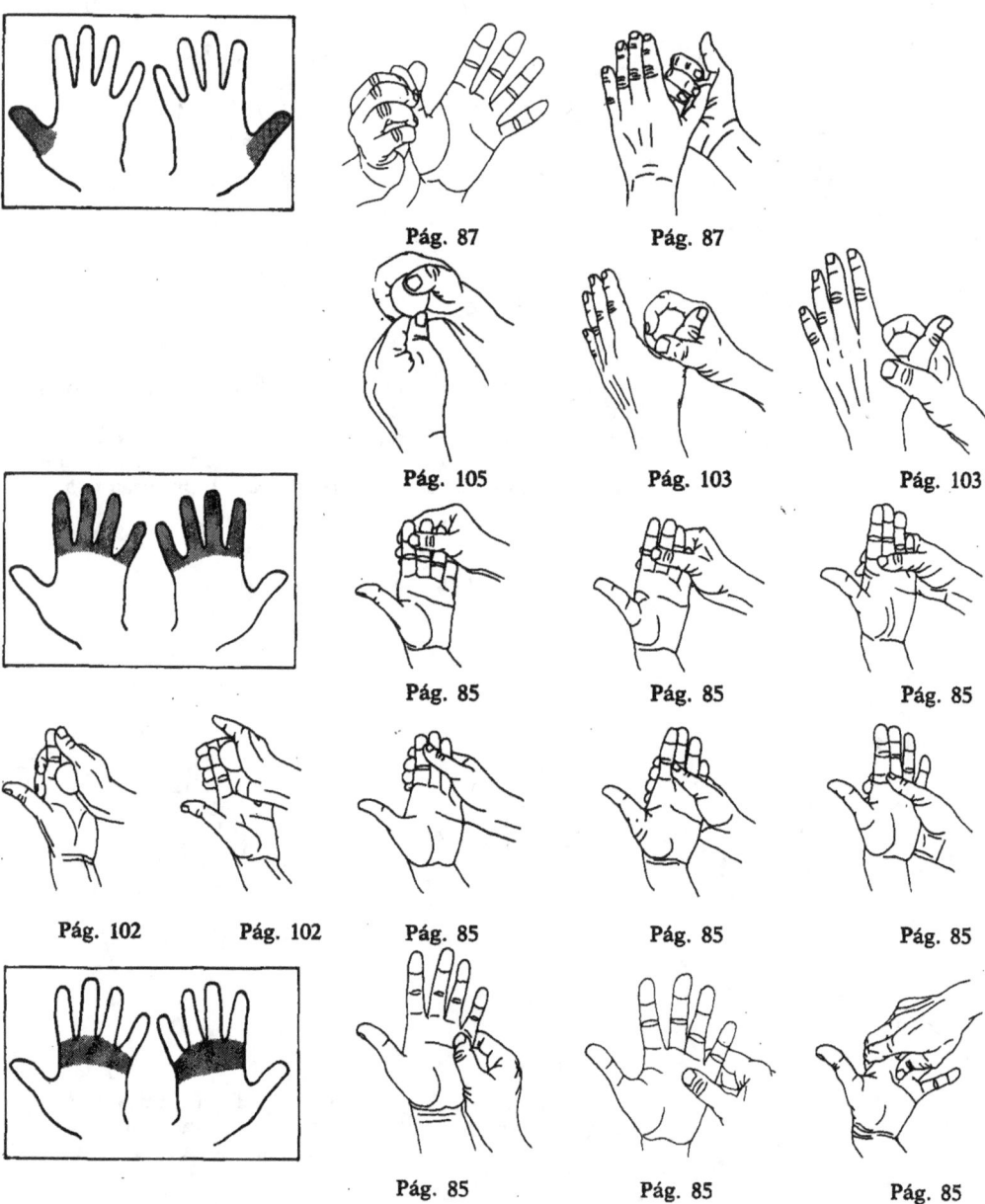

Pág. 87   Pág. 87

Pág. 105   Pág. 103   Pág. 103

Pág. 85   Pág. 85   Pág. 85

Pág. 102   Pág. 102   Pág. 85   Pág. 85   Pág. 85

Pág. 85   Pág. 85   Pág. 85

QUADRO SUMÁRIO DAS TÉCNICAS: Reflexologia da mão

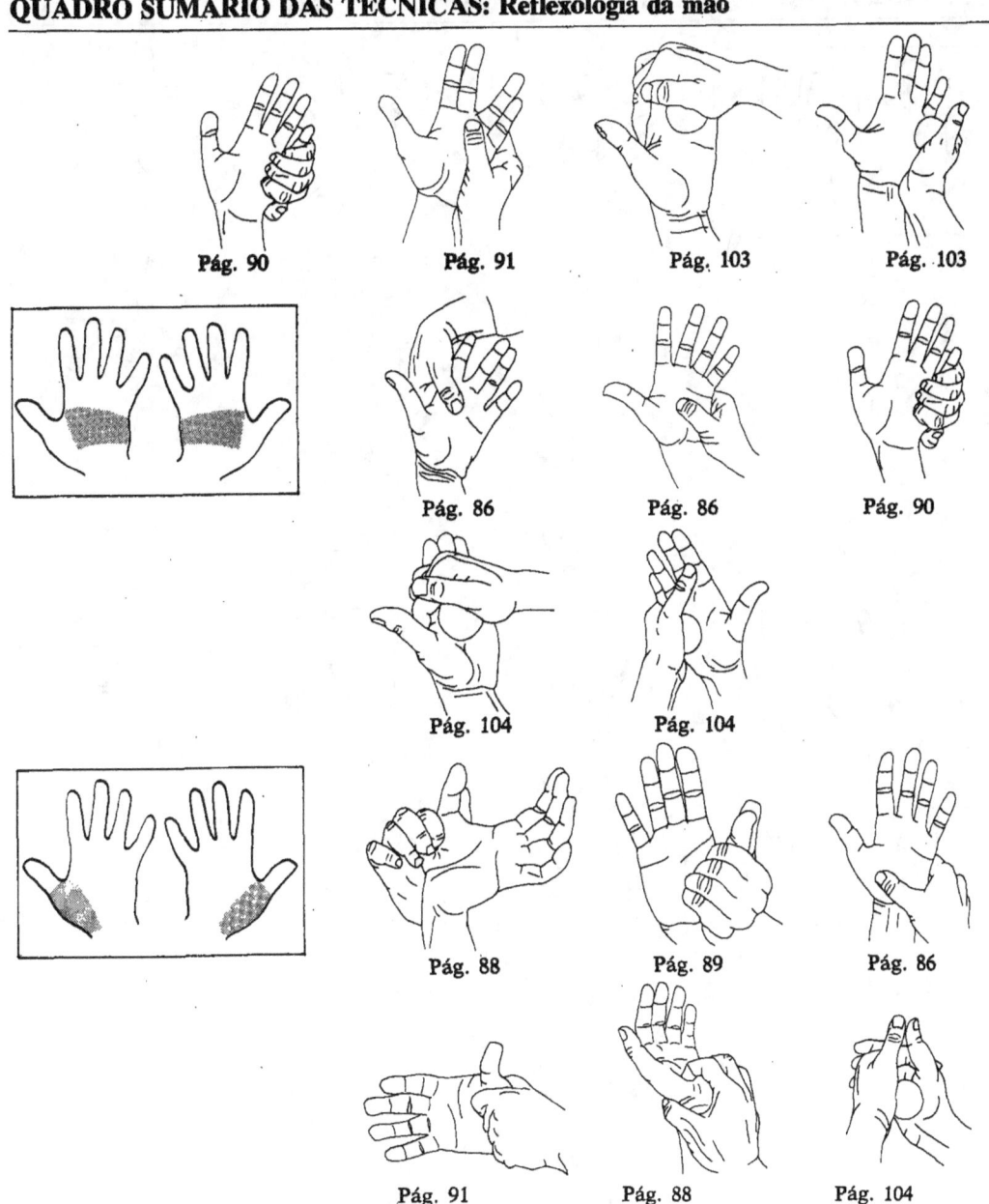

Pág. 90

Pág. 91

Pág. 103

Pág. 103

Pág. 86

Pág. 86

Pág. 90

Pág. 104

Pág. 104

Pág. 88

Pág. 89

Pág. 86

Pág. 91

Pág. 88

Pág. 104

QUADRO SUMÁRIO DAS TÉCNICAS: Reflexologia da mão

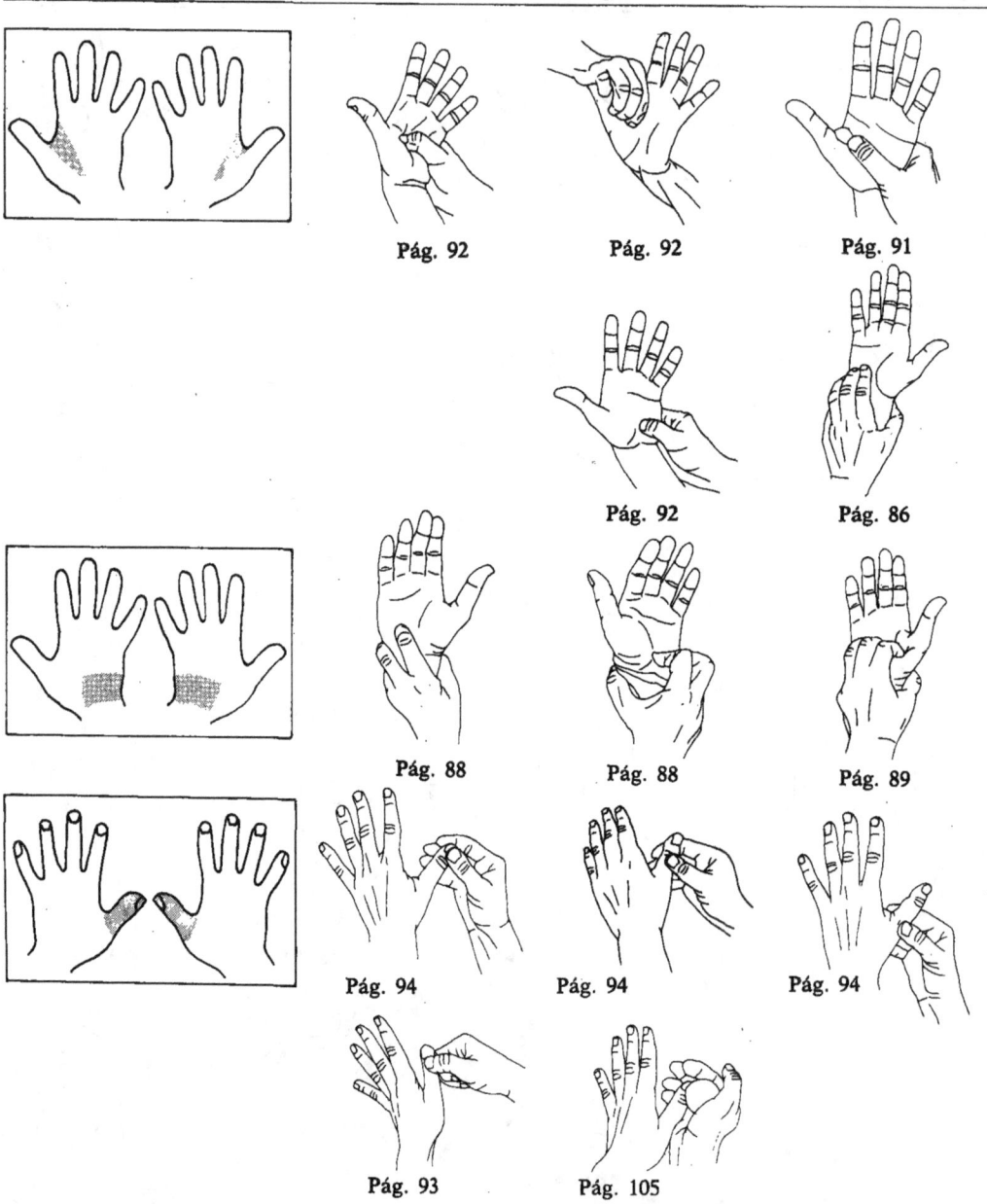

Pág. 92   Pág. 92   Pág. 91

Pág. 92   Pág. 86

Pág. 88   Pág. 88   Pág. 89

Pág. 94   Pág. 94   Pág. 94

Pág. 93   Pág. 105

Reprodução do passo

INTRODUÇÃO

A eficácia da reflexologia sempre se fundamentou no fornecimento das experiências sensoriais de leve toque, pressão intensa, formação angular das juntas, estiramento de músculos e tendões, bem como a extensão desse estiramento. Todos esses elementos, com a exceção do toque leve, constituem formas de comunicação necessárias ao movimento. Para estimular mais a versatilidade dessa comunicação, desenvolvemos uma série de técnicas que denominamos *reprodução do passo*. Como o termo sugere, as técnicas imitam alguns dos sinais sensórios capitais indispensáveis ao ato de andar ou permanecer em pé.

As técnicas da *reprodução do passo* reconhecem dois importantes elementos do caminhar: 1) movimento direcional do pé e 2) sustentação do peso. O papel do pé no ato de andar consiste em mudar de direção enquanto emite sinais para que o corpo desloque o peso em resposta. A *reprodução do passo* imita os sinais sensórios necessários à caminhada. Através de suas técnicas, exageram-se esses sinais capitais. Praticam-se os extremos dos movimentos direcionais básicos, e o pé relaxa em reação.

Como ocorre com qualquer órgão sensorial, o pé recebe informações através de experiências sensórias. O olho, por exemplo, é um órgão sensorial que processa a luz como partículas de dados necessários à visão. O pé, enquanto órgão sensorial, processa o estiramento e a pressão como partículas de dados indispensáveis à locomoção. Ao dirigir um veículo, a visão de um sinal vermelho evoca a reação quase inconsciente de apertar o pedal do freio. Trata-se da integração entre a percepção do sinal vermelho pelo olho e reação adequada por parte do pé. Um movimento torna-se possível graças a conjuntos organizados de informações dos órgãos sensoriais. O pé também coleta esses conjuntos necessários a uma atividade integrada. No caso, a atividade consiste em ficar de pé ou andar. Não se trata de um ato trivial. Pode-se executá-lo com facilidade apenas através da contração e do relaxamento de grupos musculares específicos em todo o corpo. Para possibilitar a locomoção, esses músculos reagem em seqüência. As seqüências são sinalizadas por um acontecimento sensorial particular: a pressão da superfície em que se pisa, a inclinação do terreno, o estiramento dos músculos em resposta ao solo e a velocidade com que se o encontra. O sinal sensório e a ação resultante dos grupos musculares se referem a uma fase do mecanismo do passo. A adaptação a calçados e superfícies modernas força o mecanismo do passo a se realiza dentro de padrões limitados.

O princípio dessa fase reside na incisão do calcanhar. Quando ele atinge o chão, transmite informações a todo o organismo sobre a posição do pé em relação ao corpo. Ele sinaliza o momento, no mecanismo do passo, em que o pé deve receber o peso do corpo. Cada passada requer essa informação.

111

DESCRIÇÃO DE UM PASSO

Incisão do calcanhar: o primeiro contato do pé com o solo. O pé fica em posição flexível para perceber onde pisa. Em termos específicos, quando o calcanhar atinge o chão, deve-se decidir a que ângulo o pé encontrará o terreno. Assim, pode-se realizar ajustes que possibilitem, por exemplo, caminhar pela areia e escalar uma coluna.

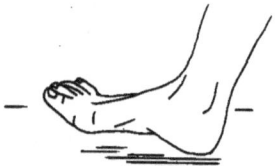

Calcanhar no solo

Fase do posicionamento: o deslocamento do peso do corpo do calcanhar para a ponta do pé. Sua denominação visa a mostrar que, nesse ponto do passo, o corpo se apóia num pé, transferindo-lhe todo o seu peso.

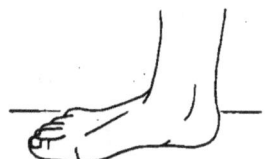

planta do pé no solo

Na ponta do pé: o impulso final dos dedos quando o pé deixa o solo. Nessa fase derradeira de um passo, a ponta e os dedos do pé atuam como alavanca para tirar o peso do corpo do solo.

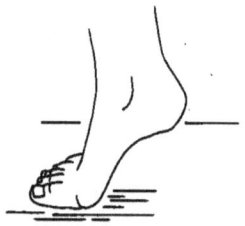

ponta do pé no solo

"O passo é um tropeço evitado a tempo."
Sir Charles Sherrington

A direção e a sustentação do peso constituem elementos importantes de um passo. Os quatro movimentos direcionais numa passada são: dorsiflexão, inversão, eversão, e flexão plantar. Num passo normal, o pé move-se nas quatro direções. Movimentos como erguer a ponta dos dedos, girar o tornozelo ou mexer o pé de um lado ao outro não são necessários em nossas atividades diárias.

O meio restritivo de calçados e superfícies planas leva os grupos musculares envolvidos na locomoção a se moverem dentro de raios limitados de ação. O resultado é a perda da prática nas habilidades de ajustamento do pé.

A ENFATIZAÇÃO DOS MOVIMENTOS DIRECIONAIS DO PÉ

Os exercícios a seguir movem o pé segundo as fases direcionais de um passo.

Direção

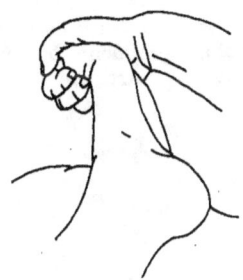

DORSIFLEXÃO

Sente-se com um pé cruzado sobre a perna oposta. Use a mão oposta (a esquerda para o pé direito, e vice-versa) para segurar a ponta e os dedos do pé. Utilize a base da palma da mão para dobrar os dedos e todo o pé para trás.

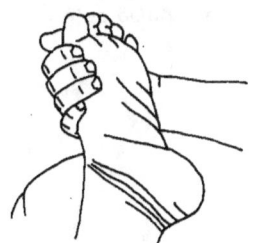

EVERSÃO

Envolva o pé com a mão. Ao girá-lo, a base da palma da mão exerce pressão para cima enquanto os dedos puxam para baixo. A planta do pé deve agora virar-se mais plenamente em sua direção.

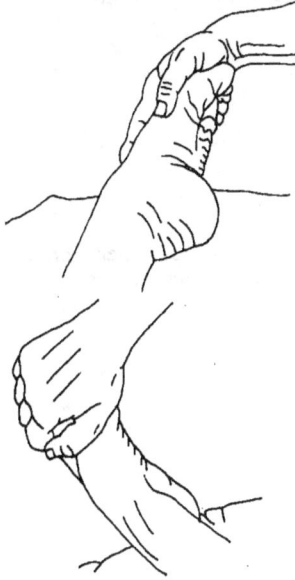

FLEXÃO PLANTAR

Sente-se com uma perna cruzada sobre a outra. Segure a ponta e os dedos do pé. Os dedos da mão repousam sobre o dorso do pé enquanto a base da palma da mão empurra-o para baixo e estende-lhe os dedos.

INVERSÃO

Envolva o pé com a mão. Os dedos juntam-se no lado do dedo mínimo do pé. Puxe a borda externa do pé para cima com os dedos, enquanto empurra para baixo com a base da palma da mão. Pode-se obter o máximo de efeito empurrando-se a junta do pé na base do dedão.

Em contato com uma superfície

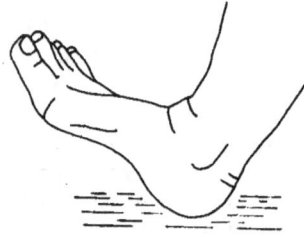

Sentado, coloque o calcanhar no chão. Puxe os dedos para trás. Usando o calcanhar como apoio, experimente balançar o pé para a frente e para trás, de um lado ao outro.

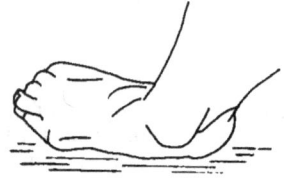

Coloque a borda interna do pé no chão. Experimente balançar o pé para trás e para a frente, de um lado ao outro.

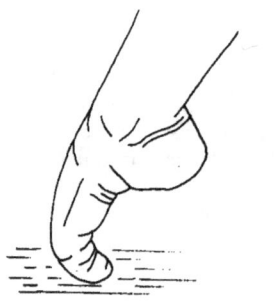

Ponha o dorso dos dedos no chão. Experimente balançar o pé para trás e para a frente, de um lado ao outro.

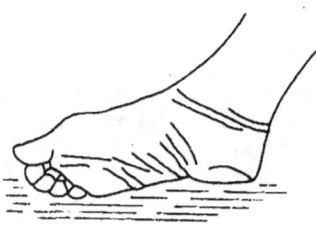

Apóie a borda externa do pé no chão. Experimente balançar o pé para a frente e para trás, de um lado ao outro.

Prática da rotação

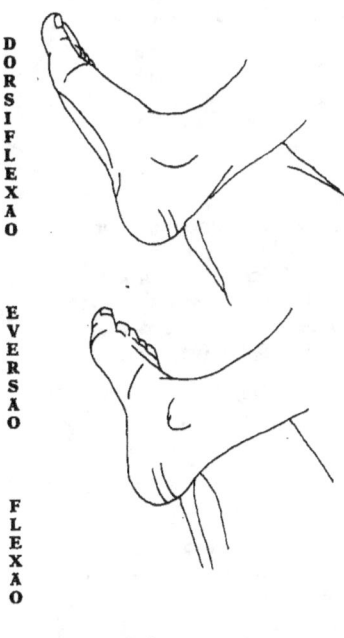

D O R S I F L E X Ã O

Trace um círculo no ar com o dedão. Gire o pé em ambas as direções, primeiro numa e depois na outra. Foi difícil? Em qual direção foi mais fácil mover o tornozelo? O círculo foi completo? Algumas partes dele foram mais penosas do que outras?

E V E R S Ã O

Imagine o círculo traçado pelo dedão como um mostrador de relógio em que o 12, o 3, o 6 e o 9 constituem os quatro movimentos direcionais básicos do pé. Com o dedão na posição de 12 horas, o pé está em dorsiflexão. O pé direito encontra-se em eversão na posição de 3 horas, em flexão plantar na de 6 e em inversão na de 9.

F L E X Ã O

Trace um círculo no ar com o dedão. Repare que porção do círculo apresentou maior rigidez. A das 12 às 3? Das 3 às 6? Das 6 às 9? Das 9 às 12?

O pé esquerdo, por sua vez, encontra-se em dorsiflexão na posição de 12 horas, em inversão na de 3, em flexão plantar na de 6 e em eversão na de 9.

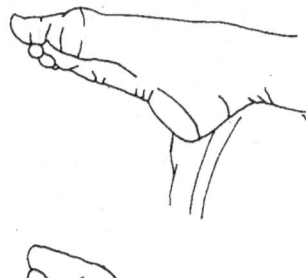

P L A N T A R

I N V E R S Ã O

Para praticar movimentos, por exemplo, na porção das 12 às 3 do círculo, segure o pé conforme mostra a figura referente à dorsiflexão. Trace um círculo no ar. O dedão forma o desenho enquanto a mão move o pé.

Pode-se praticar as outras porções do círculo da mesma maneira, mudando-se a posição da mão condutora como ilustram as demais figuras direcionais.

VARIEDADE DE SINAIS SENSÓRIOS

Aplicam-se as técnicas de ventosa, de tapeamento e de percussão no pé para produzir uma variedade de sinais sensórios. Coloca-se o pé em uma das quatro posições direcionais para acentuar a variedade.

VENTOSA

Nessa técnica, a mão retém ar para produzir uma palmada abafada. Inicialmente, dobre a mão como se fosse tirar água de um riacho. Então, bata palmas com as mãos em forma de concha. O som criado deve ser um baque surdo. Experimente essa técnica no pé. Ajuste a mão em forma de concha à superfície do pé para obter o máximo efeito. Isso se dá através da variação da curva dos dedos. Se o som produzido se assemelhar mais ao de um tapa e o pé ficar vermelho, a mão está aberta demais. Aplique a técnica às áreas indicadas (veja quadro). O tornozelo constitui uma zona-chave de aplicação.

TAPEAMENTO

Nessa técnica, a borda externa do dedo mínimo de uma mão aberta e relaxada estabelece contato com o pé. O efeito se assemelha à batida de um leque fechado no joelho. As varetas do leque batem juntas. No tapeamento os dedos da mão batem juntos. Para obter esse efeito, os dedos devem estar relaxados (em vez de tesos como num golpe de caratê).

Experimente essa técnica na coxa. Mantenha a mão aberta e os dedos relaxados. Você ouve os dedos baterem juntos, produzindo um tamborilar? O objetivo é uma batida rápida e rítmica, e não uma pancada violenta. A força pode causar lesão ou desconforto.

O movimento do braço ativo é igual ao usado na técnica da percussão. Flexiona-se o bíceps do braço de modo que este se vire e a borda externa da mão possa estabelecer contato com o pé. Ao contrário do que ocorre na percussão, a mão fica aberta e o lado externo do dedo mínimo faz o contato. O cotovelo se apresenta como a única parte móvel do braço ativo. O bíceps continua flexionado durante todo o tempo.

Aplique a técnica às áreas indicadas no pé.

PERCUSSÃO

Cerre o punho de modo frouxo. Essa técnica objetiva estabelecer contato entre a hipotênar do lado externo da mão e as áreas indicadas do pé (veja quadro). O cotovelo constitui a única parte móvel do braço ativo. O bíceps se mantém flexionado o tempo todo. Puxe o braço direito para o peito e balance-o para a frente, ritmadamente, fazendo contato com a área do pé. Não tente forçar demais. O mais importante é o estiramento rápido do músculo. O ritmo, que se pode impor pela flexão do bíceps durante toda a técnica, importa mais que a força.

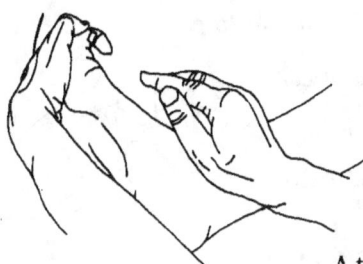
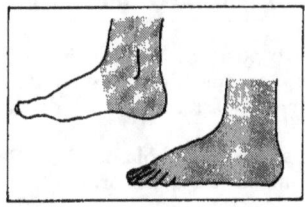
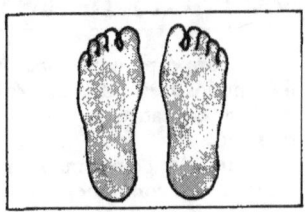

A técnica da **ventosa** é indicada para o tornozelo. Este relata informações valiosas sobre sua posição. Os relatores são os proprioceptores que sentem a formação angular das juntas, bem como o estiramento de músculos e tendões. Não se utiliza plenamente a capacidade desses informantes, se não há "notícias", se nunca se executam determinados movimentos. Sem prática, torna-se cada vez mais difícil realizar deslocamentos delicados.

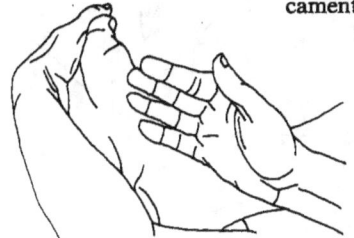
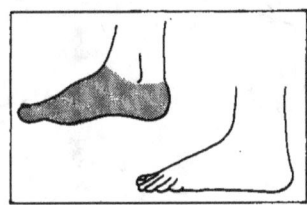
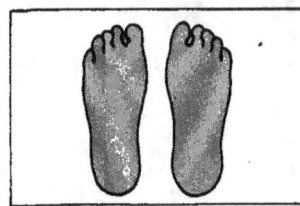

Na técnica do **tapeamento** segura-se o pé para trás, esticando-o. Essa aplicação reproduz um movimento importante no andar. A mensagem é de estiramento extremo. A administração de sinais tamborilantes rápidos emite sinais ao cérebro sobre a ocorrência de um estiramento extremo. Num esforço para acomodar essa ação, o cérebro adverte os grupos musculares envolvidos no sentido de ampliarem o âmbito da deslocação. Em essência, o tapeamento consiste numa tentativa de quebrar o padrão de exigências preestabelecidas e rotineiramente experimentadas ao caminhar em superfície plana.

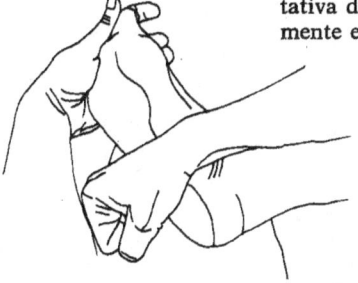
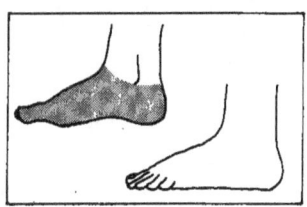
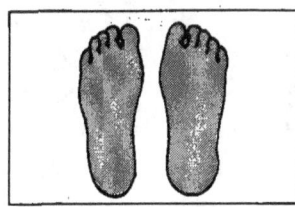

A **percussão** constitui a reprodução das informações sensoriais recebidas pelo pé quando o calcanhar e outras partes atingem a superfície. Como no verdadeiro mecanismo do passo, a entrada de dados sensórios deflagra uma reação em todo o corpo. A resposta final é de relaxamento.

VARIEDADE DE SINAL SENSÓRIO: movimento direcional do pé

Segure o pé numa das quatro posições direcionais básicas. Escolha um dos três sinais sensórios e aplique-o com a mão ativa.

Use o quadro para explorar as possibilidades de direção e sinal
sensório.

Variação: com a mão ativa, segure uma bola de tênis. Bata suavemente no pé com a bola para criar um sinal sensório.

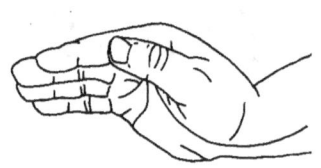

MOVIMENTOS DIRECIONAIS　　　　　　　　　VENTOSA

D
O
R
S
I
F
L
E
X
Ã
O

E
V
E
R
S
Ã
O

F
L
E
X
Ã
O

P
L
A
N
T
A
R

I
N
V
E
R
S
Ã
O

TAPEAMENTO **PERCUSSÃO**

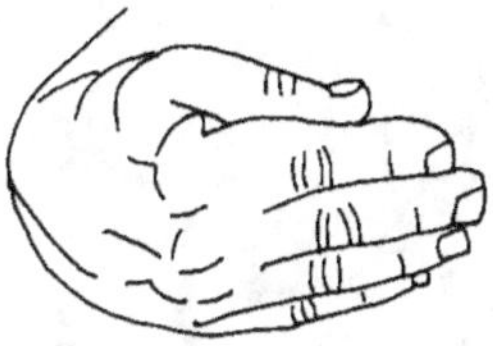

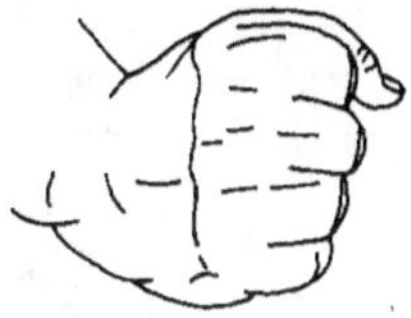

DORSIFLEXÃO

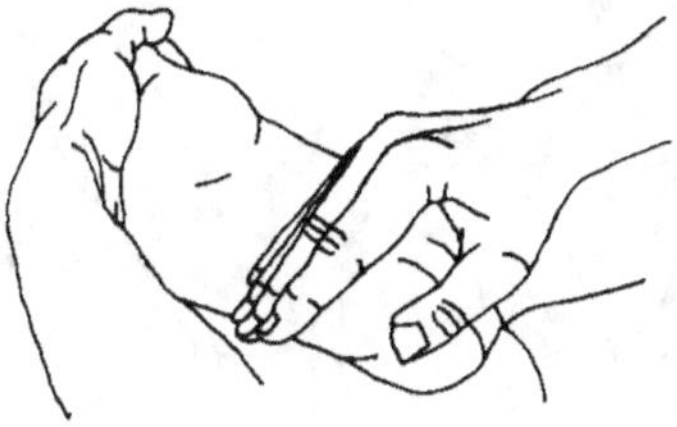

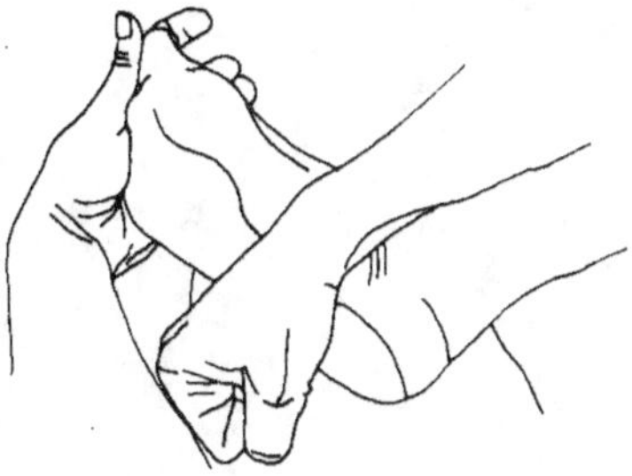

EVERSÃO

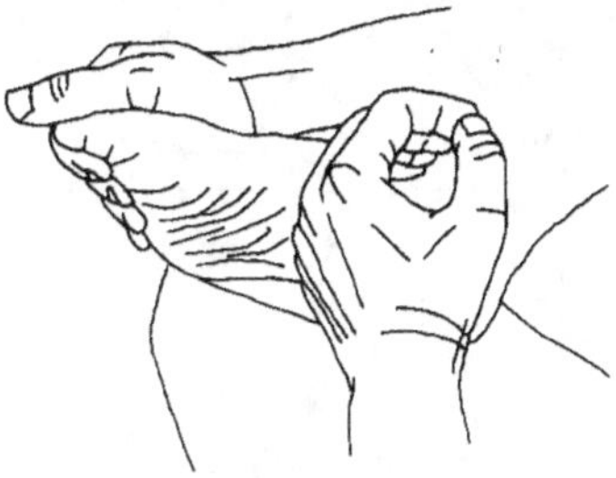

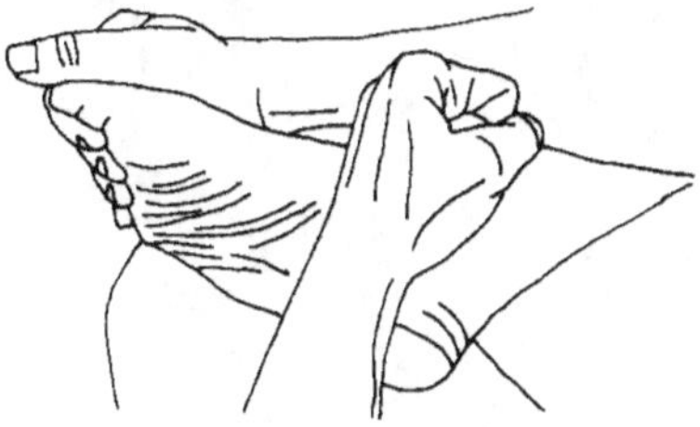

FLEXÃO PLANTAR

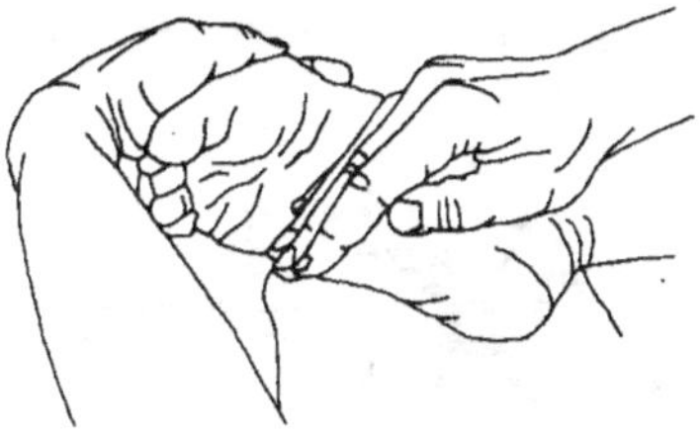

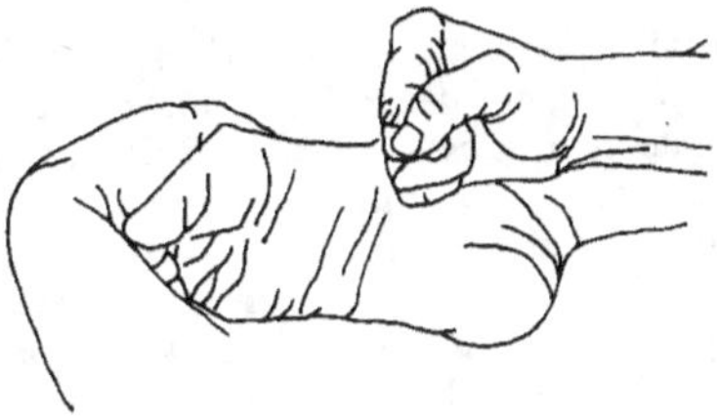

INVERSÃO

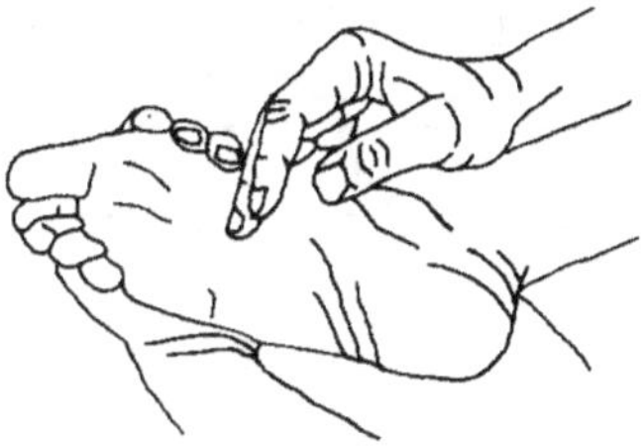

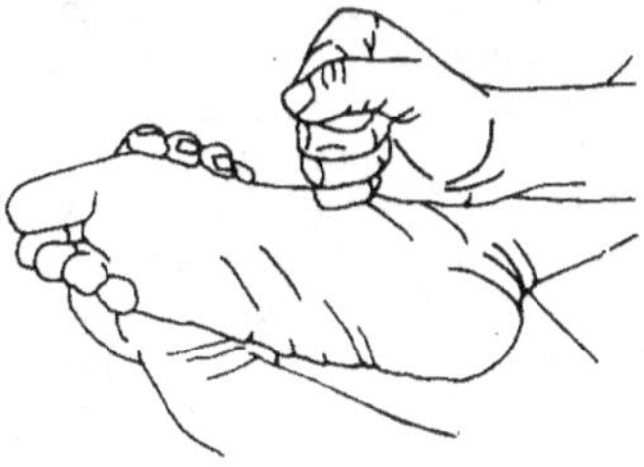

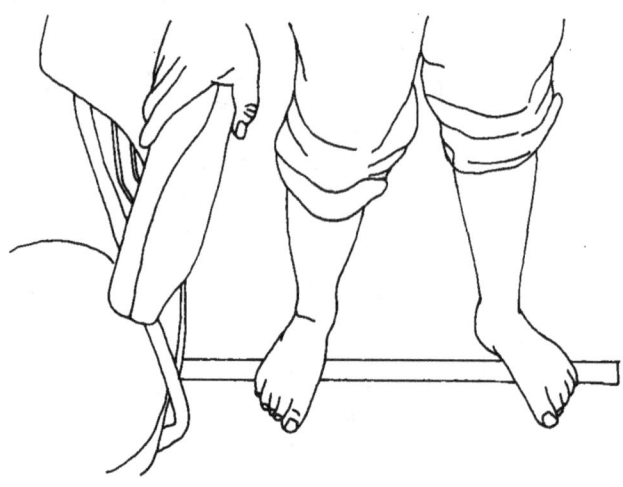

ao pé e, portanto, não é recomendável àqueles que sofram de problemas nessa região ou julguem-na excessivamente dolorosa. A técnica visa produzir um novo e desafiador terreno para o pé. Utilize uma vara delgada ou um cabo de vassoura para gerar o efeito desejado e desafiar os músculos e ligamentos da planta do pé.

Para praticar, comece com uma vara de menor tamanho (1/4" de diâmetro). Para apoiar-se, agarre-se num objeto imóvel, como uma cadeira. Um tapete ou uma toalha colocada sobre o bastão oferecem acolchoamento, se necessário. Caminhe suavemente pela vara, sentindo o efeito do calcanhar ao dedo. Pare e procure perceber a pressão sobre várias partes do pé. Ande sem sair do lugar, sentindo a pressão.

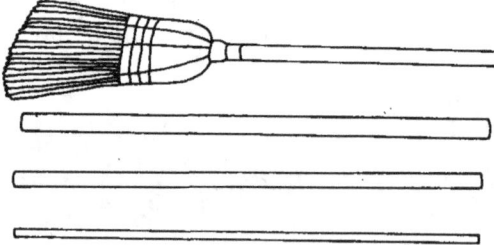

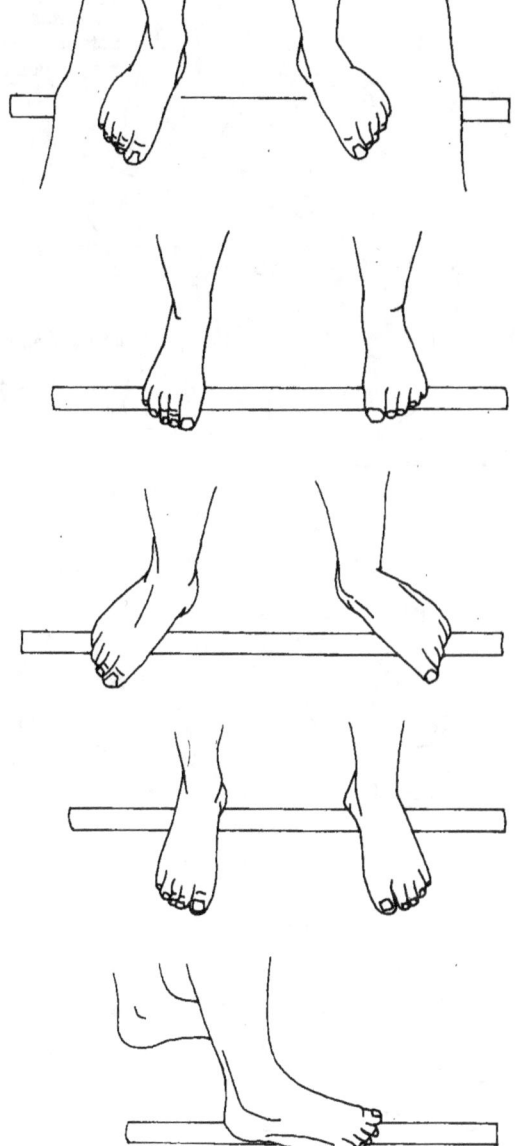

Experimente uma série de padrões de caminhar, como: com os pés para dentro e para fora. Ou, ainda, ao longo do bastão. *Nunca tente isso sem apoio.*

Duas áreas interessantes são o princípio do calcanhar e transversalmente ao arco metatarsiano. O sinal sensório de pressão intensa aplicada à planta do pé afeta todo o corpo. A forte pressão emite sinais sobre a necessidade de ajustamento da posição corporal. Ao se caminhar por um terreno rochoso, por exemplo, realizam-se ajustes constantes em reação ao que se pisa. Reage-se de acordo com a localização da pressão na planta do pé.

Andar pela areia provavelmente constitui o exemplo mais familiar de terreno em que se pisa e que afeta o resto do corpo. Escalar uma colina configura outro exemplo da acomodação da posição do pé ao terreno, com ramificações por todo o corpo.

VARIAÇÃO NA SUSTENTAÇÃO DO PESO

Essas técnicas visam à prática de uma série de situações de sustentação de peso, desde simplesmente parar para descansar até as exigências de caminhar num terreno variado.

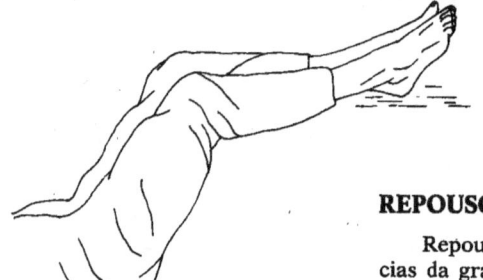

REPOUSO

Repouse com as pernas elevadas para compensar as exigências da gravidade e longos períodos em pé ou andando.

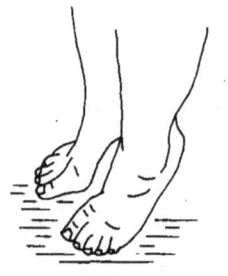

NA PONTA DOS PÉS

Quando estiver em pé, apóie-se numa cadeira para assegurar o equilíbrio. Erga-se na ponta dos pés.

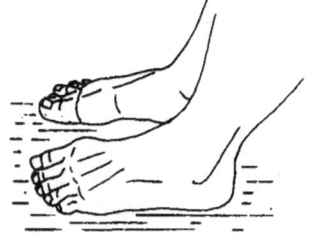

PRESSÃO

Em pé ou sentado, pressione os dedos do pé contra o chão.

Essa técnica visa à prática dos movimentos direcionais básicos da mão. Essas direções se assemelham às analisadas em relação aos pés.

Pode-se praticar uma variedade de movimentos direcionais, de modo semelhante às séries com os pés.

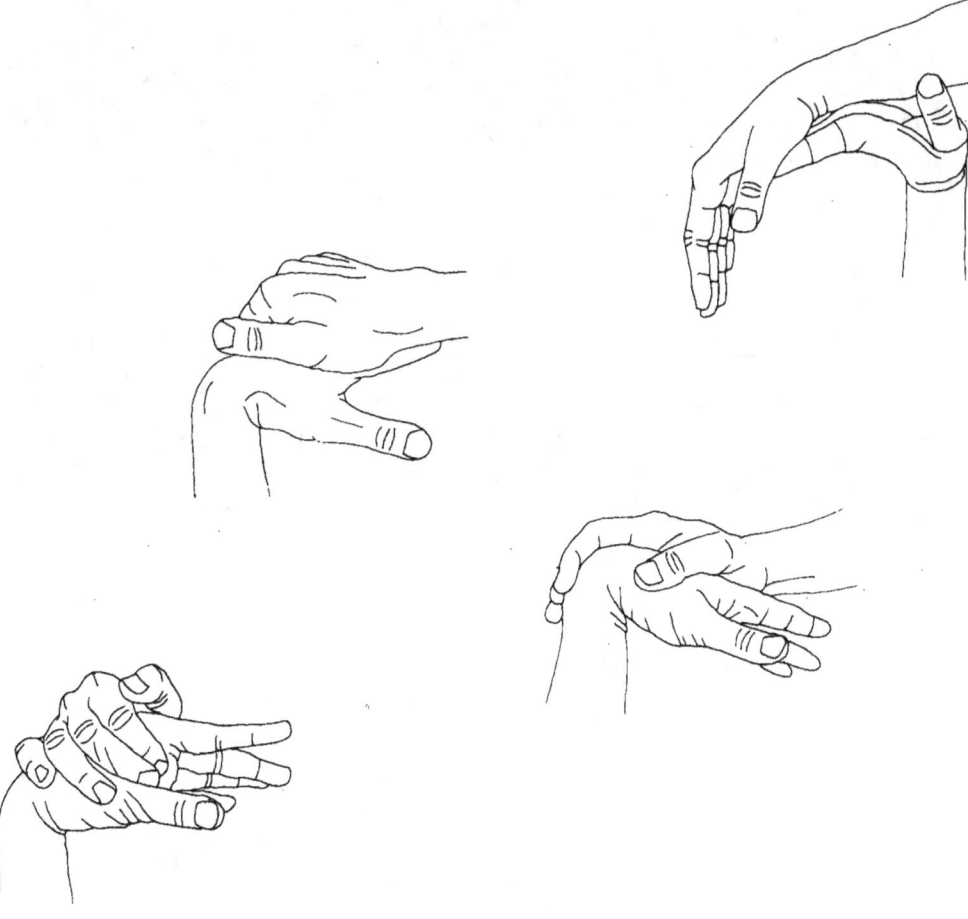

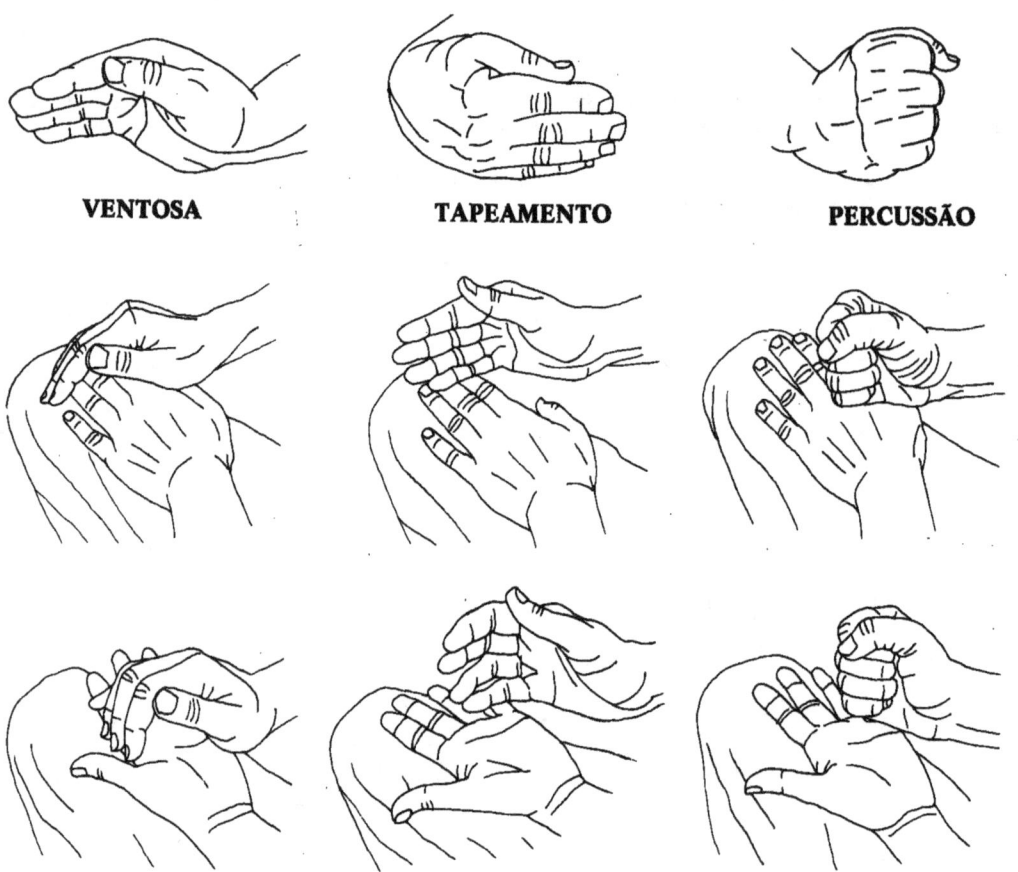

VENTOSA   **TAPEAMENTO**   **PERCUSSÃO**

Repouse a mão sobre a perna com a palma para cima ou para baixo. Escolha um dos três sinais sensórios e, com a mão ativa, aplique-o.

Use o quadro para explorar os sinais sensórios aplicados à palma ou ao dorso da mão.

Variações: segure a mão no ar. Com a ativa, aplique a técnica do tapeamento. Com a mão ativa, segure uma bola de tênis. Bata suavemente na mão.

QUADROS
Glossário de símbolos

Padrões técnicos

QUADROS: REFLEXOLOGIA DO PÉ

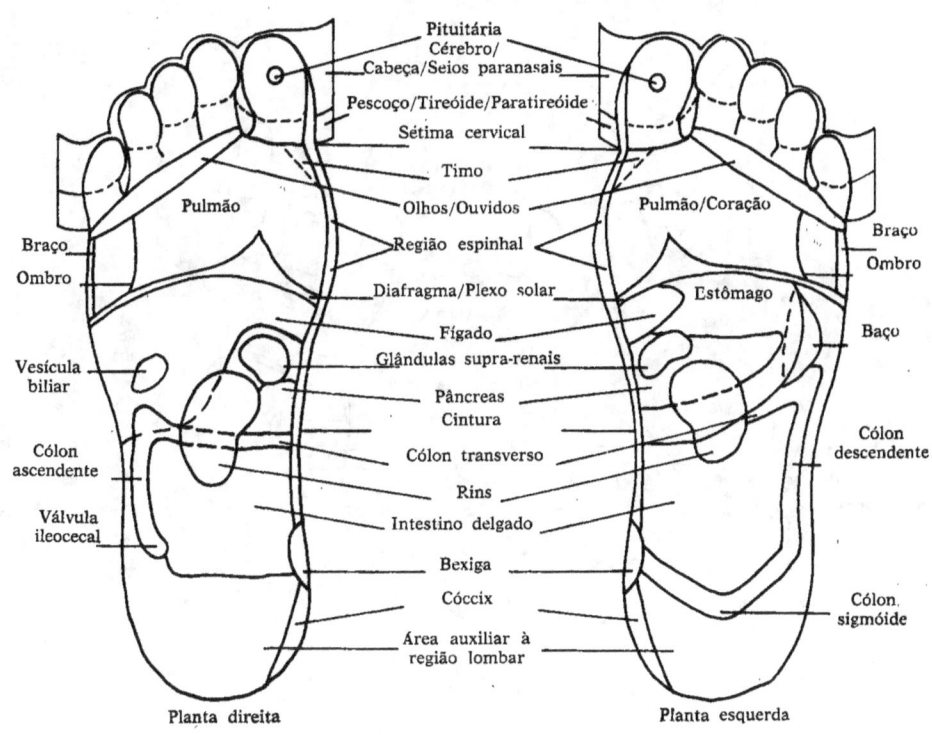

Pituitária
Cérebro/
Cabeça/Seios paranasais
Pescoço/Tireóide/Paratireóide
Sétima cervical
Timo
Olhos/Ouvidos
Pulmão   Pulmão/Coração
Braço   Braço
Região espinhal
Ombro   Ombro
Diafragma/Plexo solar
Estômago
Fígado   Baço
Glândulas supra-renais
Vesícula
biliar
Pâncreas
Cintura   Cólon
descendente
Cólon
ascendente
Cólon transverso
Rins
Válvula
ileocecal
Intestino delgado
Bexiga
Cóccix   Cólon.
sigmóide
Área auxiliar à
região lombar

Planta direita   Planta esquerda

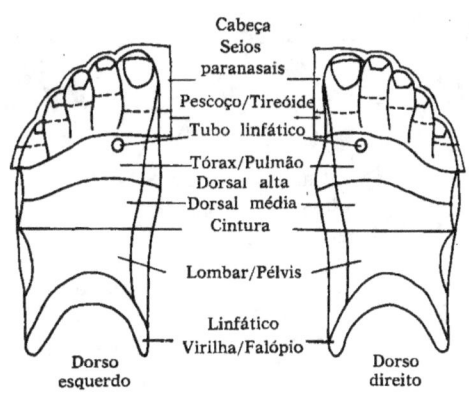

Cabeça
Seios
paranasais
Pescoço/Tireóide
Tubo linfático
Tórax/Pulmão
Dorsal alta
Dorsal média
Cintura

Lombar/Pélvis

Linfático
Virilha/Falópio
Dorso   Dorso
esquerdo   direito

QUADROS: REFLEXOLOGIA DA MÃO

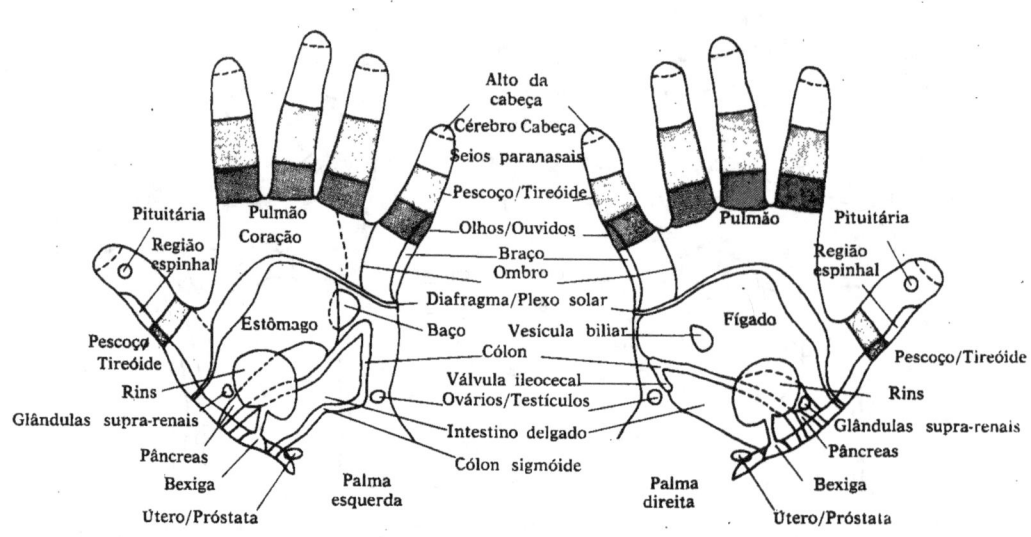

Alto da cabeça
Cérebro Cabeça
Seios paranasais
Pescoço/Tireóide
Olhos/Ouvidos
Braço
Ombro
Diafragma/Plexo solar
Baço   Vesícula biliar
Cólon
Válvula ileocecal
Ovários/Testículos
Intestino delgado
Cólon sigmóide

Pituitária   Pulmão
              Coração
Região espinhal
Estômago
Pescoço Tireóide
Rins
Glândulas supra-renais
Pâncreas
Bexiga   Palma esquerda
Útero/Próstata

Pulmão   Pituitária
          Região espinhal
Fígado
Pescoço/Tireóide
Rins
Glândulas supra-renais
Pâncreas
Bexiga
Palma direita   Útero/Próstata

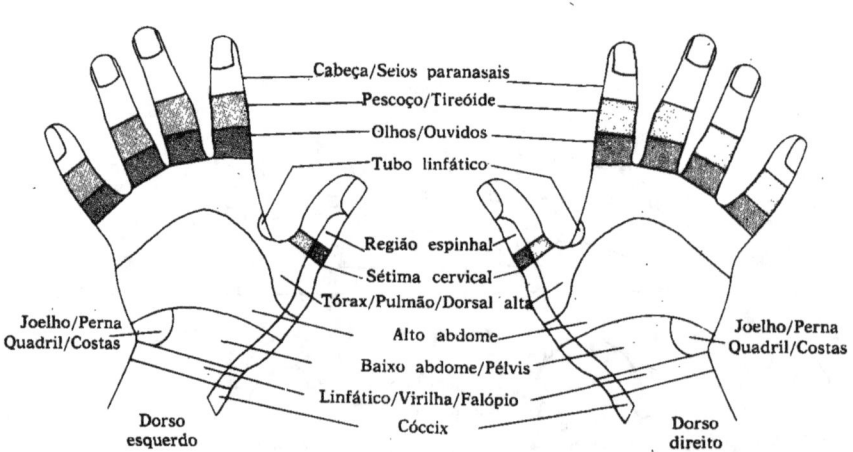

Cabeça/Seios paranasais
Pescoço/Tireóide
Olhos/Ouvidos
Tubo linfático

Região espinhal
Sétima cervical
Tórax/Pulmão/Dorsal alta
Alto abdome
Baixo abdome/Pélvis
Linfático/Virilha/Falópio
Cóccix

Joelho/Perna
Quadril/Costas

Joelho/Perna
Quadril/Costas

Dorso esquerdo   Dorso direito

QUADROS: REFLEXOLOGIA DO PÉ

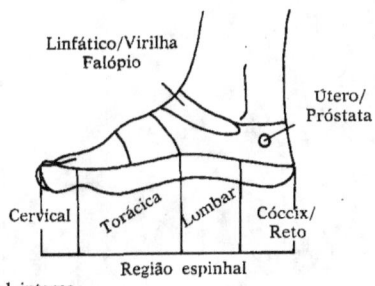

Linfático/Virilha
Falópio

Útero/
Próstata

Cervical — Torácica — Lombar — Cóccix/Reto

Região espinhal

Lateral interna
direita

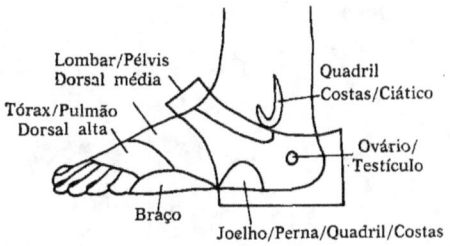

Lombar/Pélvis
Dorsal média

Tórax/Pulmão
Dorsal alta

Quadril
Costas/Ciático

Ovário/
Testículo

Braço

Joelho/Perna/Quadril/Costas

Lateral externa
esquerda

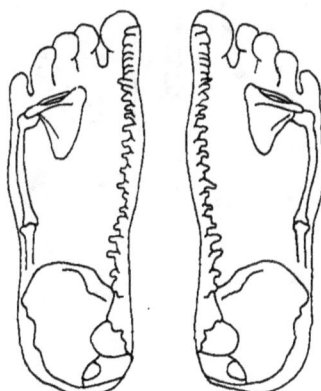

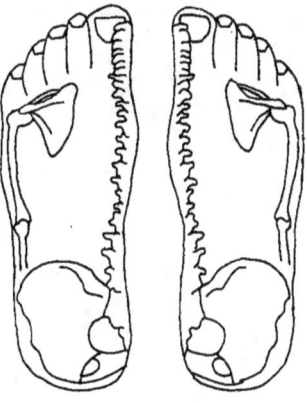

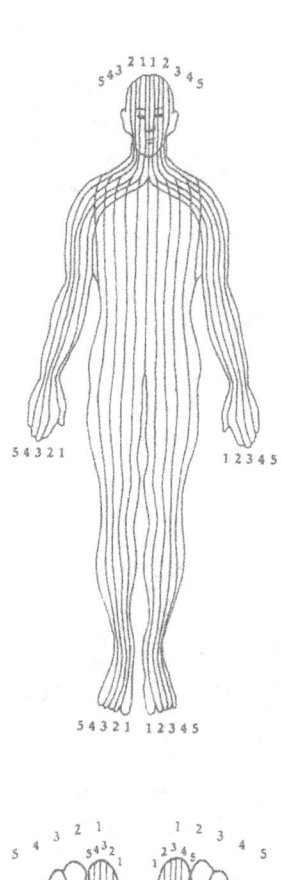

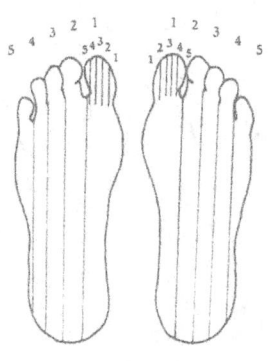

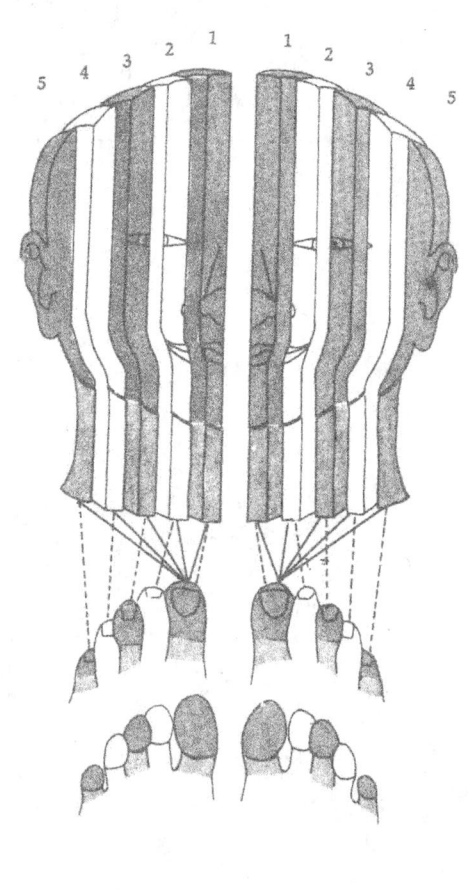

GLOSSÁRIO DE SÍMBOLOS: TÉCNICAS BÁSICAS

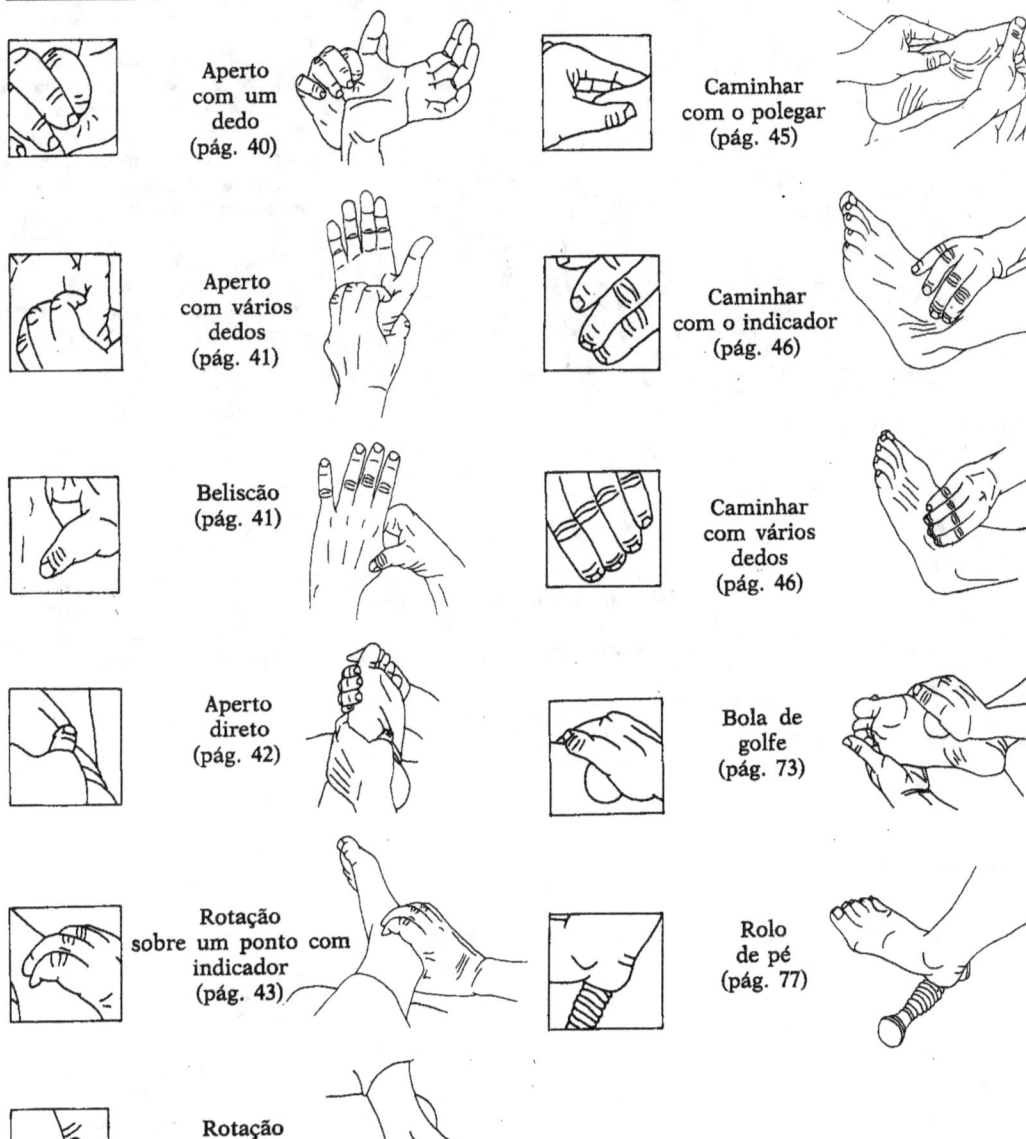

Aperto
com um
dedo
(pág. 40)

Caminhar
com o polegar
(pág. 45)

Aperto
com vários
dedos
(pág. 41)

Caminhar
com o indicador
(pág. 46)

Beliscão
(pág. 41)

Caminhar
com vários
dedos
(pág. 46)

Aperto
direto
(pág. 42)

Bola de
golfe
(pág. 73)

Rotação
sobre um ponto com
indicador
(pág. 43)

Rolo
de pé
(pág. 77)

Rotação
sobre um ponto com
o polegar
(pág. 43)

GLOSSÁRIO DE SÍMBOLOS: RELAÇÕES

Relações reiterativas

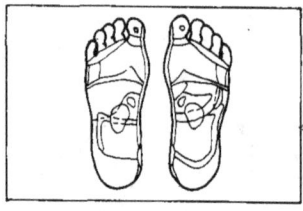 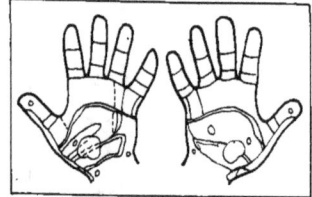

Reflexo do corpo todo numa parte dele (veja página 24). Use o quadro para encontrar a área reiterativa da mão ou pé correspondente a cada região orgânica. Qualquer zona da mão ou pé constitui uma representação simultânea das partes frontal, traseira e interna do corpo. O pé ou a mão direita representam o lado direito do corpo e o pé ou mão esquerda, o lado esquerdo.

Relações zonais

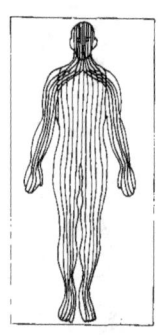

Dez linhas longitudinais iguais correndo ao longo do corpo (veja página 24). Para empregar a relação zonal, comece com a área reiterativa da mão ou pé ou outra parte de interesse. Descubra mais regiões de interesse investigando a zona em que se localiza a parte do corpo ou área reiterativa.

Relações referenciais

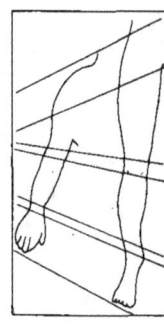

OMBRO	—	QUADRIL
BRAÇO	—	COXA
COTOVELO	—	JOELHO
ANTEBRAÇO	—	BARRIGA DA PERNA
PULSO	—	TORNOZELO
MÃO	—	PÉ
DEDOS DA MÃO	—	DEDOS DO PÉ

Associação dos membros em uso por zonas (veja página 24). Para empregar essas associações, consulte o quadro para localizar no membro a área referencial correspondente à parte de interesse no corpo. O joelho, por exemplo, relaciona-se com o cotovelo através de sua relação referencial.

GLOSSÁRIO DOS SÍMBOLOS: RELAÇÕES

Use as seguintes relações para selecionar áreas reiterativas com vistas à assistência adicional.

Relações de vizinhança

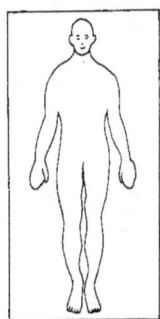

A ligação dos membros ao tronco do corpo gera uma relação especial a partes dos membros.
Ombro: braço, cotovelo, pulso, mão.
Quadril: perna, joelho, tornozelo, pé.

Relação de opostos

Devido ao movimento, partes opostas do corpo se relacionam.
Pescoço: cóccix.
Quadril: ombro.

Relação sistêmica

Há relação entre as glândulas ou órgãos de um sistema.

SISTEMAS	ÓRGÃOS ou GLÂNDULAS
ENDÓCRINO	Pituitária, glândulas supra-renais, pâncreas, ovário/testículo, útero/próstata
DIGESTIVO	Estômago, vesícula biliar, fígado, pâncreas, intestino delgado, intestino grosso
URINÁRIO	Rins, ureter, bexiga
REPRODUTIVO	Ovário, útero, trompas de Falópio (para mulheres), testículos, próstata (para homens)
NERVOSO	Medula espinhal, cérebro
CIRCULATÓRIO	Coração, artérias, veias
LINFÁTICO	Vasos linfáticos, baço, timo
RESPIRATÓRIO	Pulmão

Quadros de padrões técnicos

REFLOXOLOGIA DO PÉ/REPRODUÇÃO DO PASSO

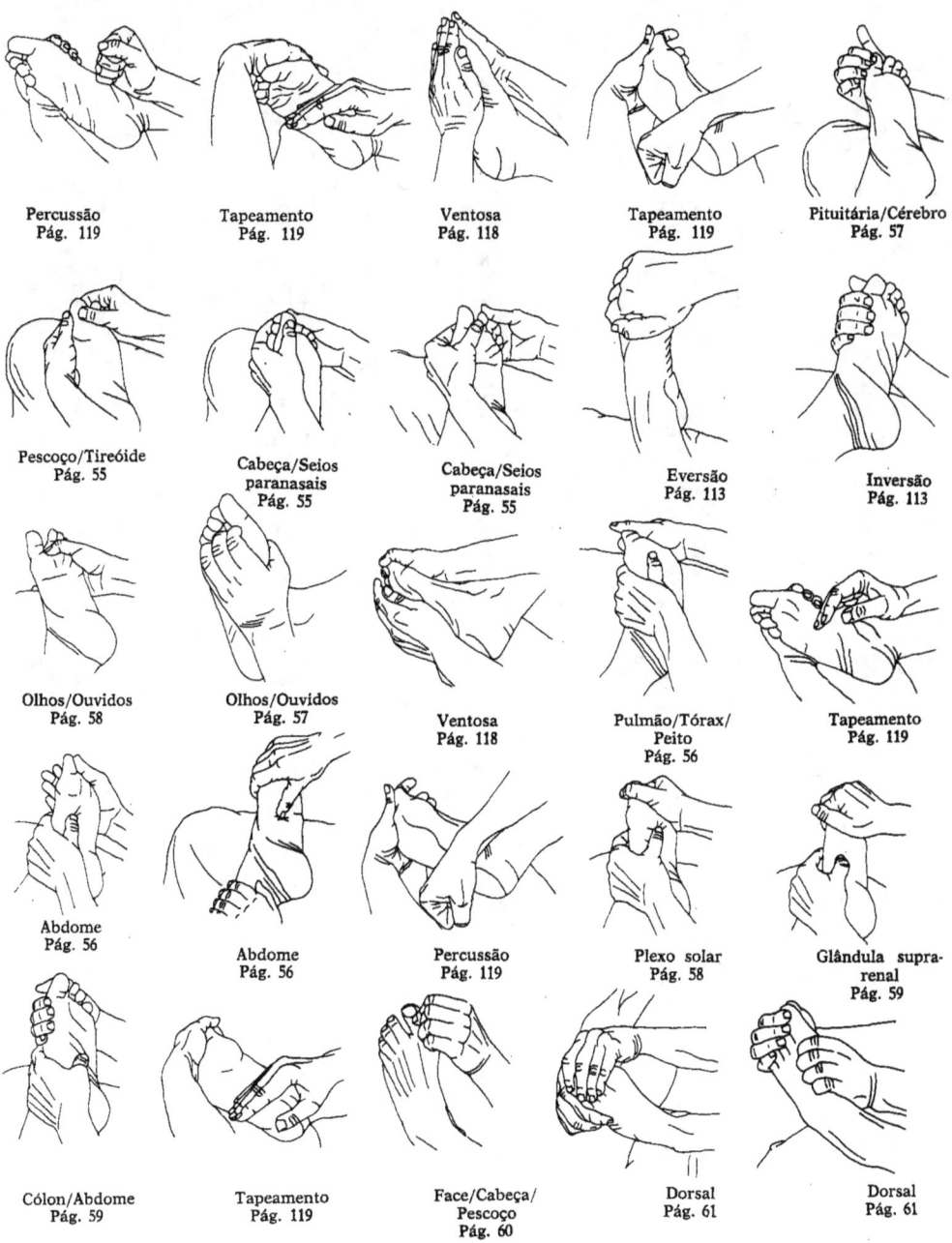

Percussão
Pág. 119

Tapeamento
Pág. 119

Ventosa
Pág. 118

Tapeamento
Pág. 119

Pituitária/Cérebro
Pág. 57

Pescoço/Tireóide
Pág. 55

Cabeça/Seios
paranasais
Pág. 55

Cabeça/Seios
paranasais
Pág. 55

Eversão
Pág. 113

Inversão
Pág. 113

Olhos/Ouvidos
Pág. 58

Olhos/Ouvidos
Pág. 57

Ventosa
Pág. 118

Pulmão/Tórax/
Peito
Pág. 56

Tapeamento
Pág. 119

Abdome
Pág. 56

Abdome
Pág. 56

Percussão
Pág. 119

Plexo solar
Pág. 58

Glândula supra-
renal
Pág. 59

Cólon/Abdome
Pág. 59

Tapeamento
Pág. 119

Face/Cabeça/
Pescoço
Pág. 60

Dorsal
Pág. 61

Dorsal
Pág. 61

QUADRO PADRÃO TÉCNICO

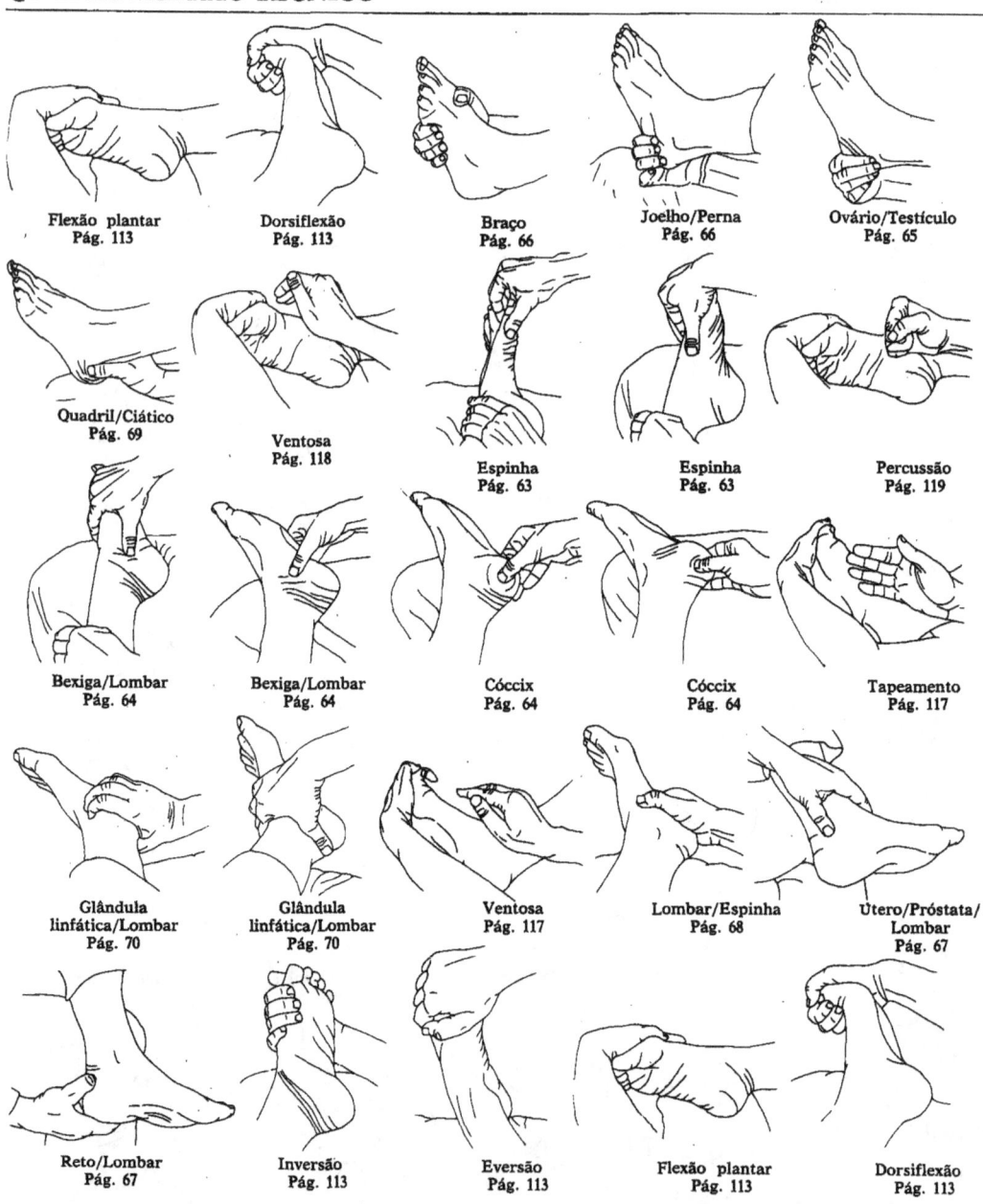

Flexão plantar
Pág. 113

Dorsiflexão
Pág. 113

Braço
Pág. 66

Joelho/Perna
Pág. 66

Ovário/Testículo
Pág. 65

Quadril/Ciático
Pág. 69

Ventosa
Pág. 118

Espinha
Pág. 63

Espinha
Pág. 63

Percussão
Pág. 119

Bexiga/Lombar
Pág. 64

Bexiga/Lombar
Pág. 64

Cóccix
Pág. 64

Cóccix
Pág. 64

Tapeamento
Pág. 117

Glândula
linfática/Lombar
Pág. 70

Glândula
linfática/Lombar
Pág. 70

Ventosa
Pág. 117

Lombar/Espinha
Pág. 68

Útero/Próstata/
Lombar
Pág. 67

Reto/Lombar
Pág. 67

Inversão
Pág. 113

Eversão
Pág. 113

Flexão plantar
Pág. 113

Dorsiflexão
Pág. 113

REFLEXOLOGIA DA MÃO/MOVIMENTO DIRECIONAL

Para evitar o cansaço da mão ativa, aplique a técnica alternadamente, primeiro com uma, depois com a outra.

Percussão
Pág. 124

Cabeça/Face
Pág. 93

Cabeça/Seios
paranasais
Pág. 94

Pescoço/Tireóide
Pág. 94

Polimento da mão
Pág. 100

Cabeça/Seios
paranasais
Pág. 94

Pescoço/Tireóide
Pág. 94

Olhos/Ouvidos
Pág. 94

Mov. direcionais
Pág. 123

Mov. direcionais
Pág. 123

Plexo solar
Pág. 91

Parte superior
do ombro
Pág. 91

Pulmão/Tórax/
Peito
Pág. 85

Tapeamento
Pág. 124

Tapeamento
Pág. 124

Abdome
Pág. 86

Abdome
Pág. 86

Polimento da mão
Pág. 100

Cólon/Intestino
Pág. 86

Espinha
Pág. 97

Dorsal
Pág. 95

Glândulas linfáticas
Pág. 95

Polimento da mão
Pág. 100

Tapeamento
Pág. 124

Ventosa
Pág. 124

QUADRO PADRÃO TÉCNICO

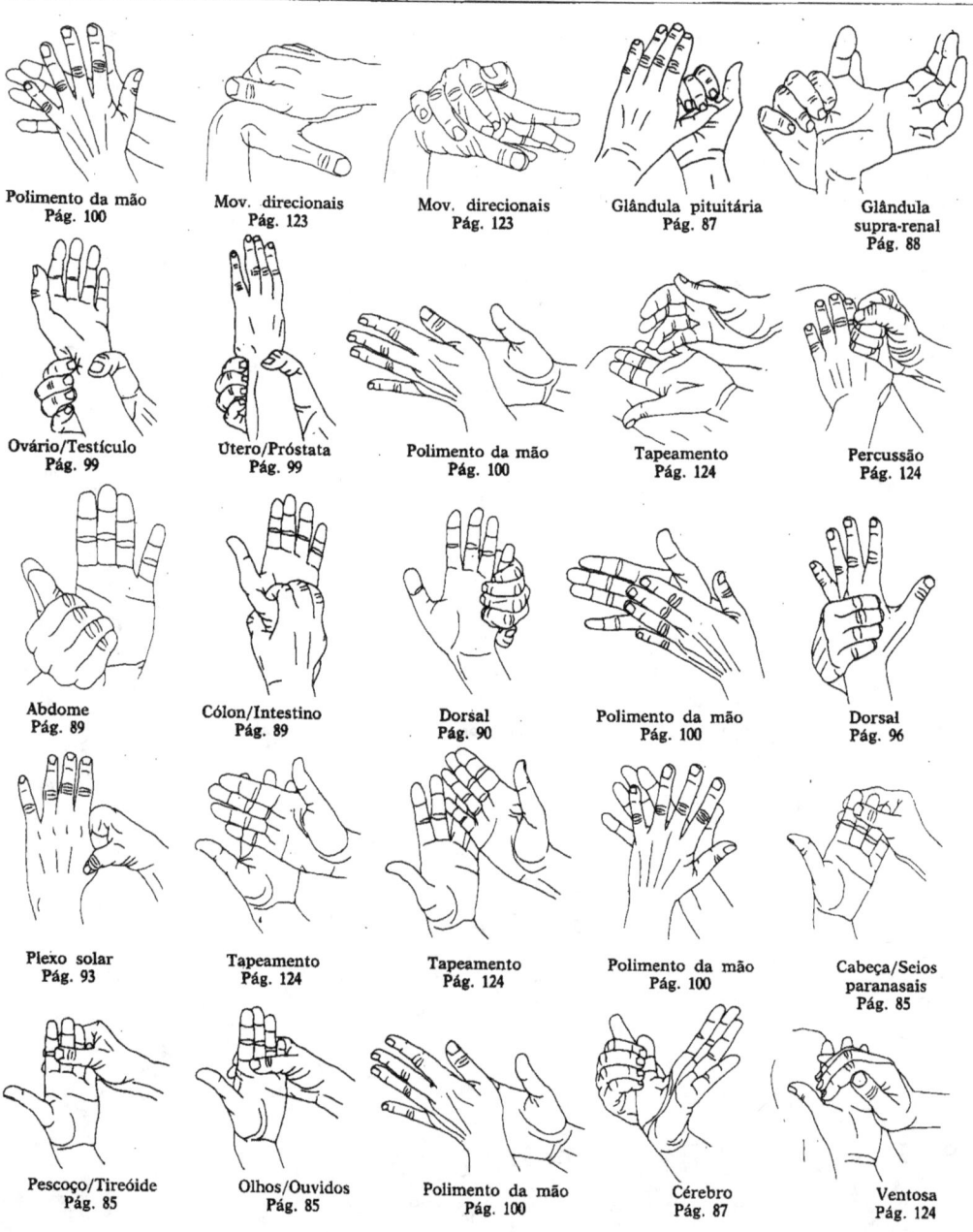

Polimento da mão
Pág. 100

Mov. direcionais
Pág. 123

Mov. direcionais
Pág. 123

Glândula pituitária
Pág. 87

Glândula
supra-renal
Pág. 88

Ovário/Testículo
Pág. 99

Útero/Próstata
Pág. 99

Polimento da mão
Pág. 100

Tapeamento
Pág. 124

Percussão
Pág. 124

Abdome
Pág. 89

Cólon/Intestino
Pág. 89

Dorsal
Pág. 90

Polimento da mão
Pág. 100

Dorsal
Pág. 96

Plexo solar
Pág. 93

Tapeamento
Pág. 124

Tapeamento
Pág. 124

Polimento da mão
Pág. 100

Cabeça/Seios
paranasais
Pág. 85

Pescoço/Tireóide
Pág. 85

Olhos/Ouvidos
Pág. 85

Polimento da mão
Pág. 100

Cérebro
Pág. 87

Ventosa
Pág. 124

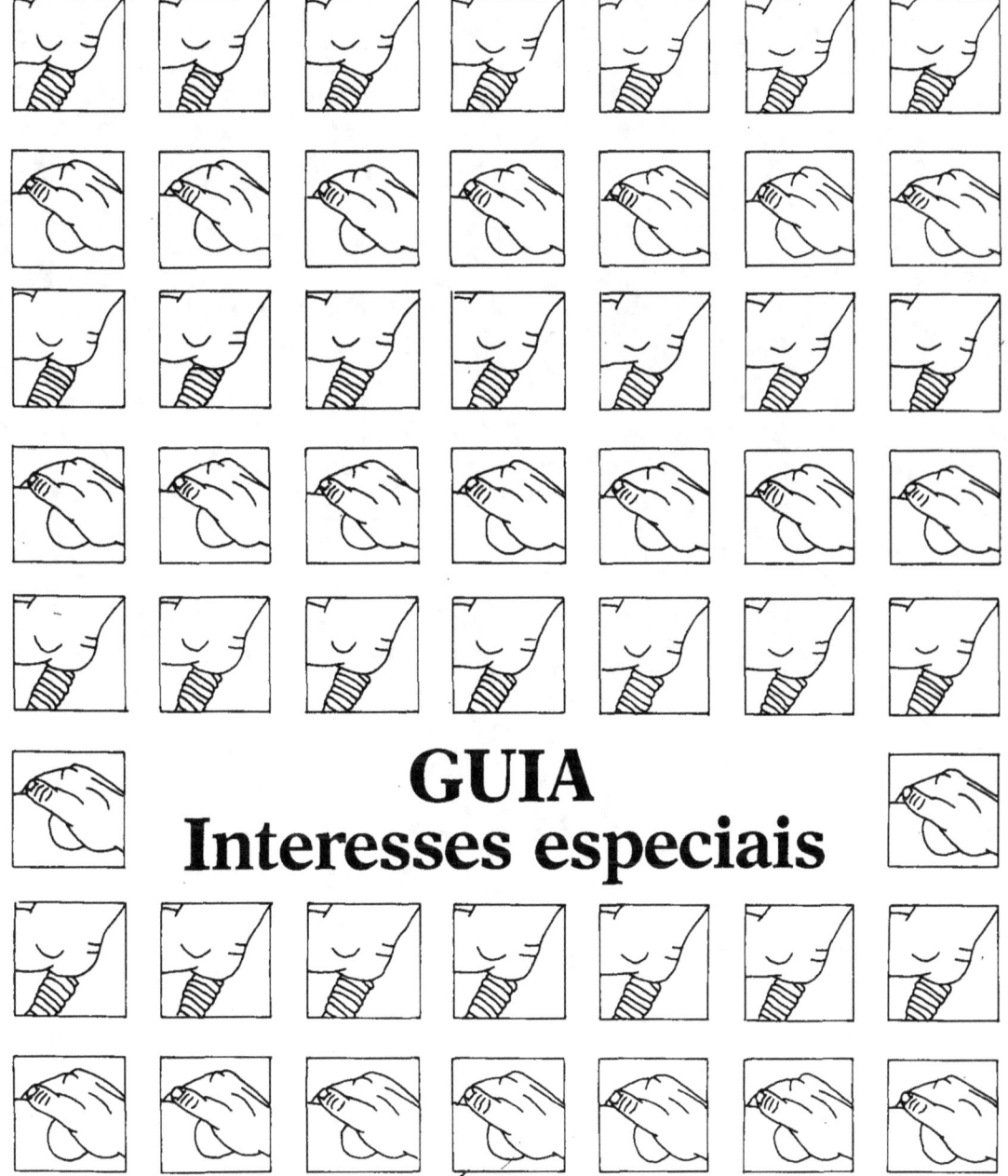

GUIA
Interesses especiais

MODO DE USAR

Cada tópico desta seção oferece uma descrição geral, que ilustra áreas reiterativas.

Para uma referência rápida e fácil, consulte o primeiro bloco de informações.

Para um exame mais profundo, considere todos os dados.

O símbolo técnico representa a técnica básica aplicada a uma área reiterativa. O primeiro se refere à primeira dessas áreas apresentada; o segundo, à seguinte.

Consulte o "Glossário de símbolos", à página 131, para a obtenção de uma lista de todos os símbolos técnicos.

O *quadro localizador* ilustra a localização das áreas reiterativas. Consulte "Quadros", à página 127, para maiores informações.

As ilustrações das áreas reiterativas fornecem uma referência para maiores informações. Para obter mais dados sobre uma técnica específica ou outras aplicáveis a uma área reiterativa, consulte a seção neste capítulo denominada "Partes do corpo".

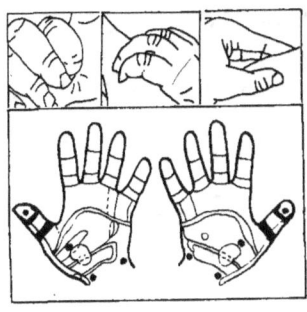

Glândulas supra-renais, pituitária/cérebro, ovário/testículos, útero/próstata/tireóide

LISTA ALFABÉTICA DE INTERESSES ESPECIAIS

ABSCESSO

ACNE

ALERGIA

AMIGDALITE

ARTRITE

ASMA

AZIA

BRONQUITE

BURSITE

CALO

CARDIOPATIA

CIÁTICA

CIRCULAÇÃO (má)

COLITE

CONSTIPAÇÃO

DERRAME CEREBRAL

DESMAIO

DIABETES

DIVERTICULITE

DOR DE CABEÇA

DOR DE GARGANTA

DOR DE OUVIDO

DOR, RIGIDEZ

DORMÊNCIA NOS DEDOS

ECZEMA

ENDURECIMENTO
DAS ARTÉRIAS

ENFISEMA

ESCLEROSE MÚLTIPLA

FADIGA

FADIGA OCULAR

FEBRE

FEBRE DO FENO

FLATULÊNCIA

FLEBITE

GOTA

GRAVIDEZ

HERPES-ZOSTER

HEMORRÓIDAS

HÉRNIA DE HIATO

HIPOGLICEMIA

HISTERECTOMIA

IMPOTÊNCIA

INDIGESTÃO

INFECÇÃO RENAL

INFERTILIDADE

JOANETE

MENOPAUSA

MENSTRUAÇÃO
(irregular ou difícil)

OSTEOPOROSE

PARALISIA

PNEUMONIA

PSORÍASE

TENSÃO

TENDINITE

TONTURA

TORCICOLO

TORNOZELO (inchado)

TUMOR

ÚLCERA

VARIZES

ZUMBIDO NOS OUVIDOS

Dores: dores gerais no corpo (pressão direta).

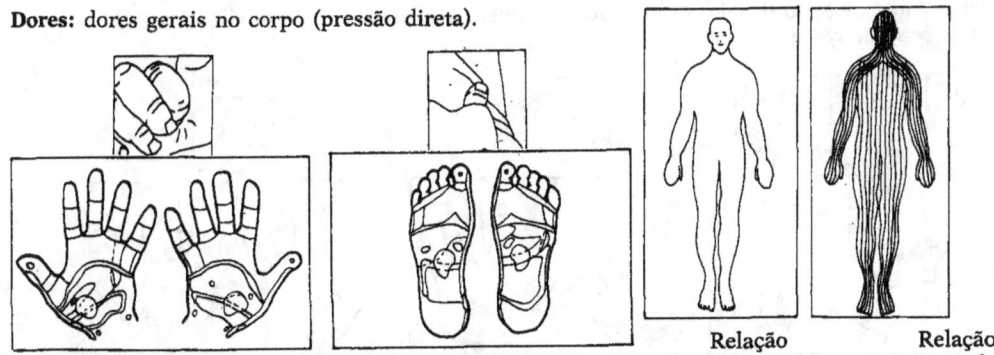

Relação reiterativa   Relação reiterativa   Relação referencial   Relação zonal

Acne: reação à tensão e às mudanças hormonais na adolescência.

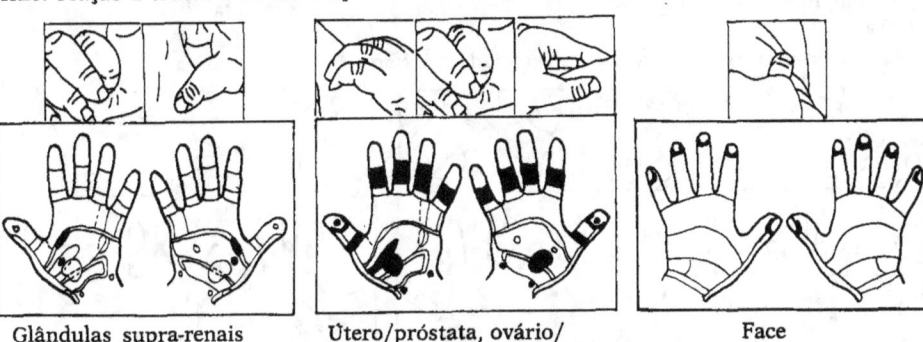

Glândulas supra-renais   Útero/próstata, ovário/   Face
Plexo solar   testículo/pituitária, cérebro,
       pâncreas/tireóide, rins

Alergias: rejeição a certos alimentos, pólen e outros materiais como invasores potenciais do organismo.

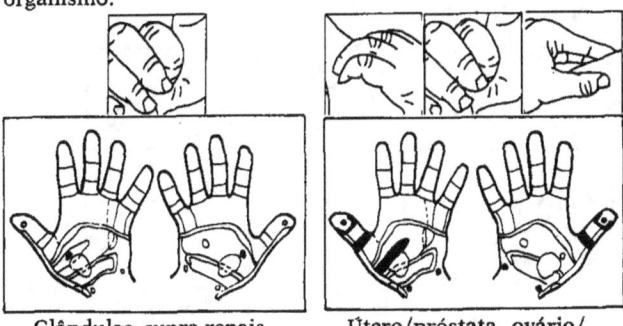

Glândulas supra-renais   Útero/próstata, ovário/
       testítulo/pituitária, cérebro,
       pâncreas/tireóide

Tornozelo (inchado, não devido a ferimento): deficiência do organismo em eliminar fluidos, por uma série de razões.

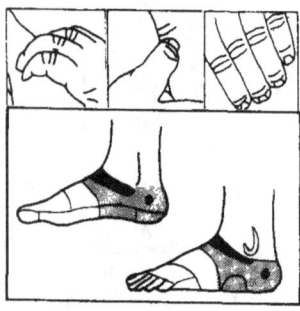

Sistema linfático, baixo
ovário/testículo, útero/
próstata

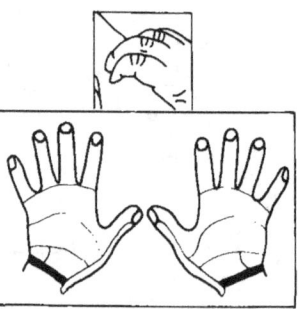

Sistema linfático

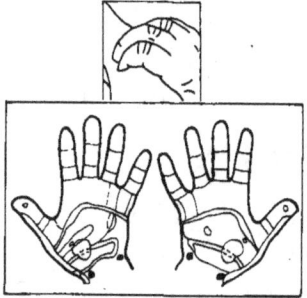

Ovário/testículo, útero/
próstata

Artrite: condição geral do corpo comumente associada à inflamação de uma junta.

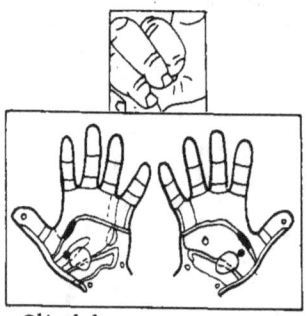

Glândulas supra-renais
Plexo solar

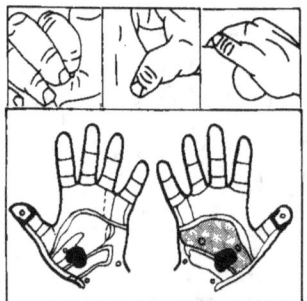

Cérebro/rins/fígado

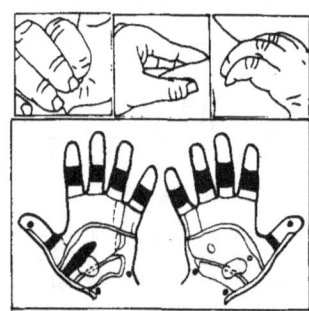

Pituitária, pâncreas/
tireóide/útero/próstata,
ovário/testículo

Asma: condição alérgica associada à dificuldade de respiração.

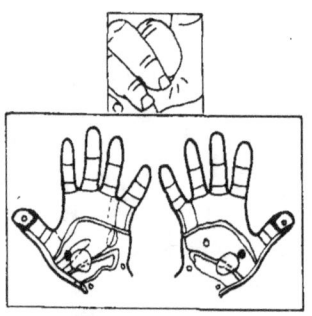

Glândulas supra-renais,
cérebro

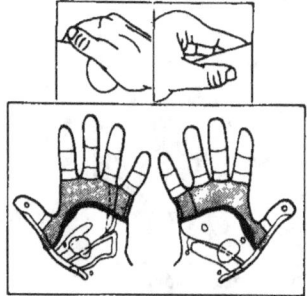

Pulmões, plexo solar

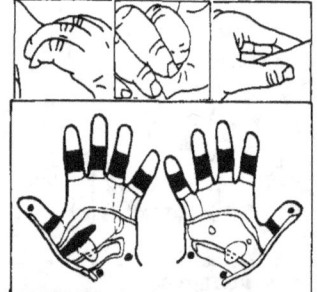

Útero/próstata, ovário/
testículo/pâncreas,
pituitária/tireóide

146

Bronquite: inflamação dos brônquios.

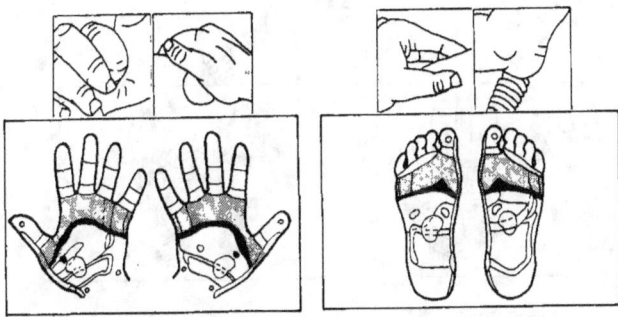

Glândulas supra-renais/   Pulmões, plexo solar
Pulmões, plexo solar

Joanete: inflamação da junta na base do dedão, devido à irritação em reação à adaptação ao caminhar.

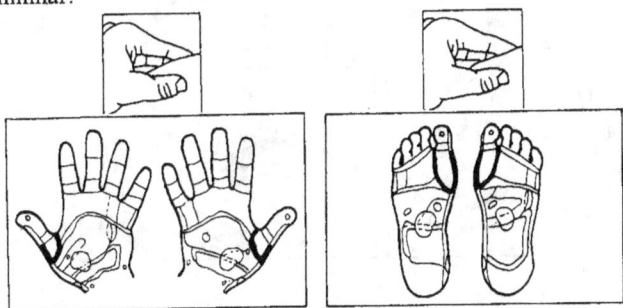

Relação reiterativa

Bursite: inflamação da delicada bolsa de tecido existente entre as juntas.

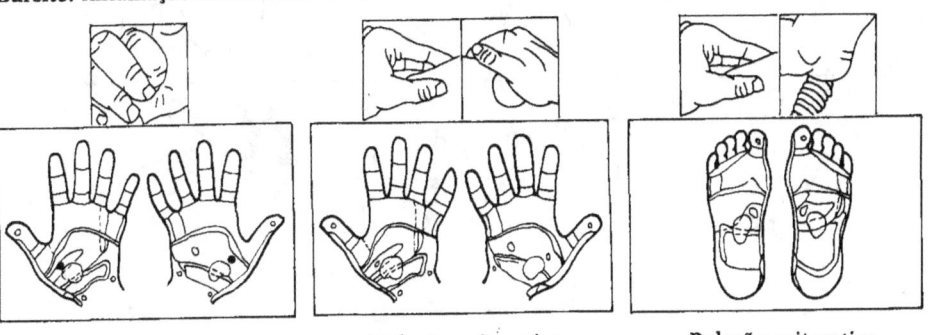

Glândulas supra-renais   Relação reiterativa   Relação reiterativa

Circulação (má): interrupção do fluxo sanguíneo e outros fluidos orgânicos.

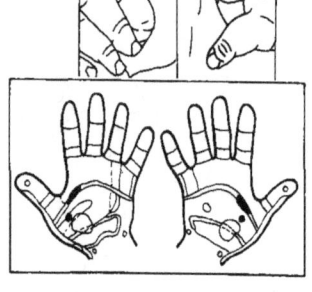 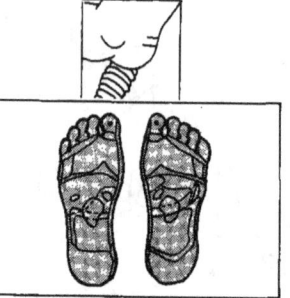

Glândulas supra-renais/
plexo solar

Toda a mão

Todo o pé

Colite: inflamação do cólon.

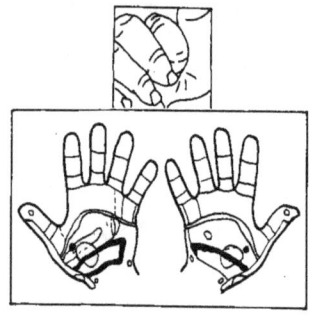 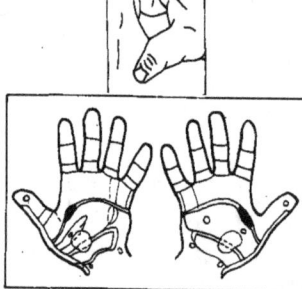 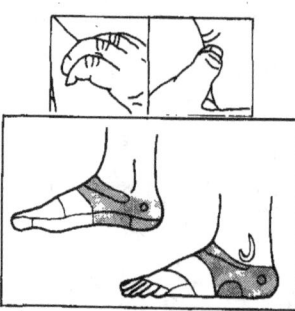

Glândulas supra-renais,
cólon

Plexo solar

Lombar

Resfriado: inflamação das mucosas do nariz e da garganta.

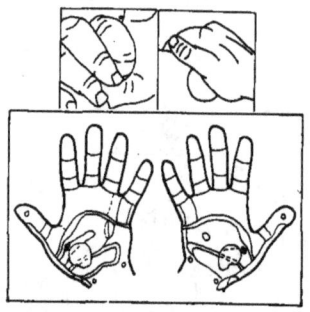 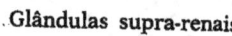 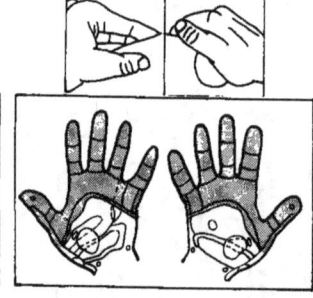 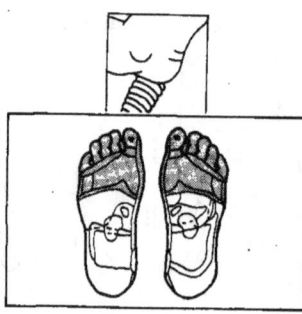

Glândulas supra-renais

Cabeça, garganta ou tórax

Cabeça, garganta ou tórax

Constipação: condição vulnerável a efeitos colaterais de tensão e estresse na região lombar.

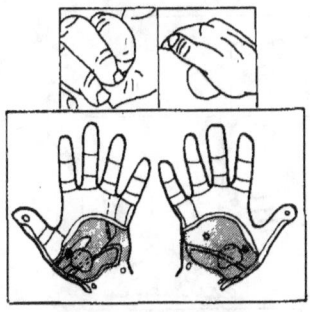

Glândulas supra-renais/
aparelho digestivo

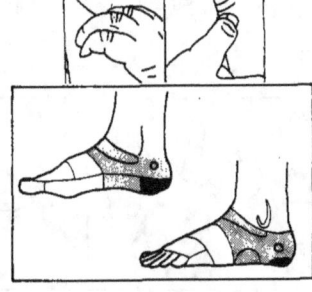

Lombar, cóccix

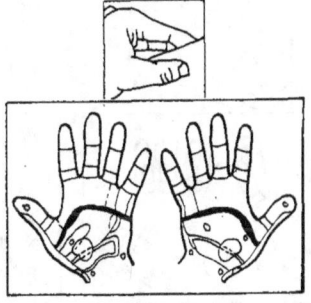

Plexo solar

Calo: engrossamento de pele em reação à fricção ou pressão. Também se trata de irritação da extremidade do nervo.

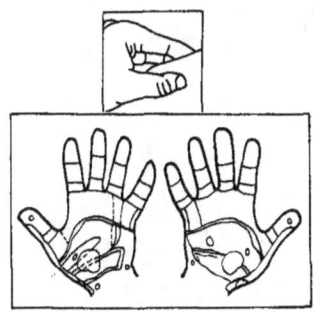

Relação reiterativa

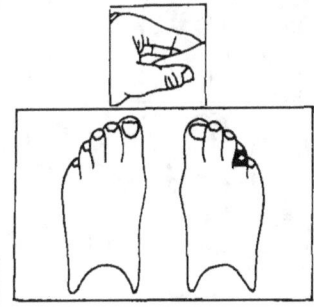

Diabetes: inabilidade de queimar os açúcares (carboidratos) consumidos.

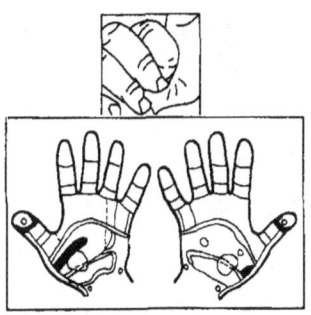
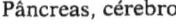

Pâncreas, cérebro

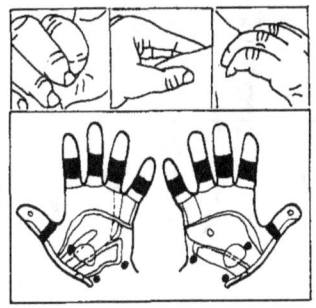

Glândulas supra-renais/
tireóide/ovário/testículo,
útero/próstata

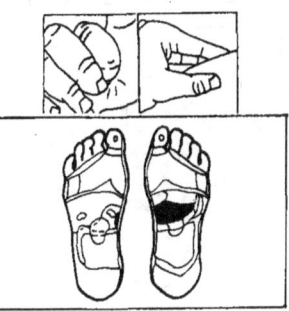

Pâncreas

149

Diverticulite: inflamação do cólon.

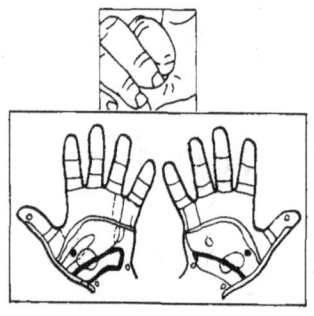 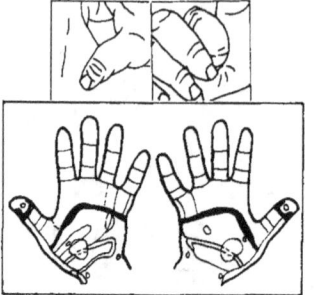 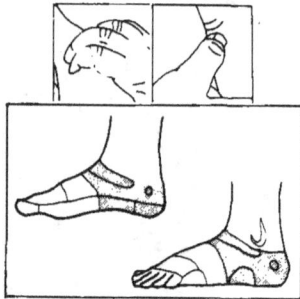

Glândulas supra-renais,   Plexo solar/cérebro   Lombar
cólon

Tontura: perda temporária do equilíbrio.

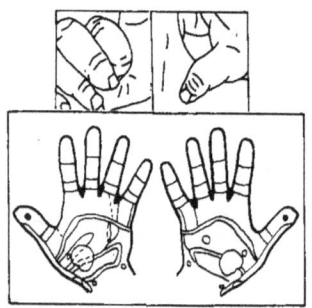 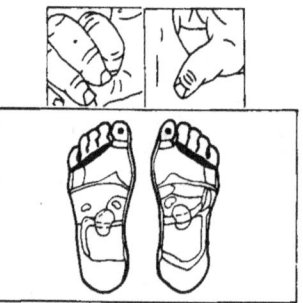

Cérebro/olhos/ouvidos   Cérebro/olhos/ouvidos

Dor de ouvido: infecção do ouvido interno.

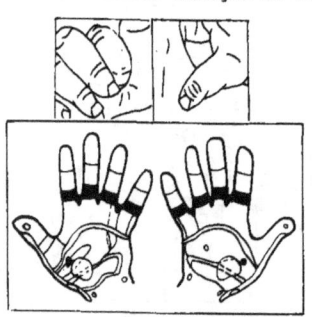 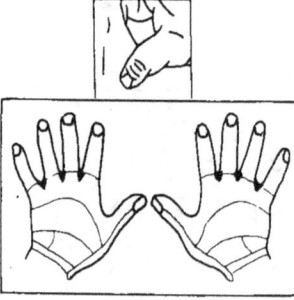 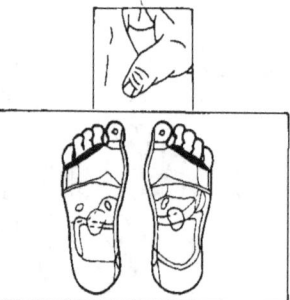

Supra-renal/olhos/ouvidos   Olhos/ouvidos   Olhos/ouvidos

Eczema: secura extrema da pele.

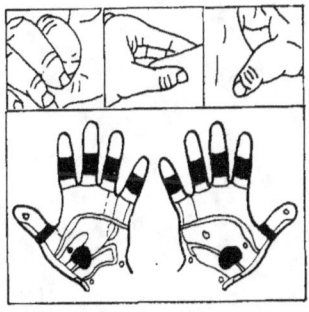

Glândulas supra-renais/
tireóide/rins

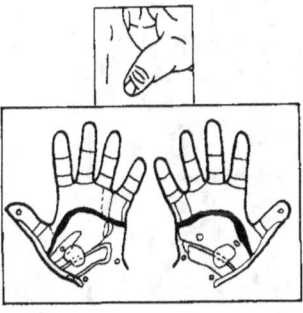

Plexo solar

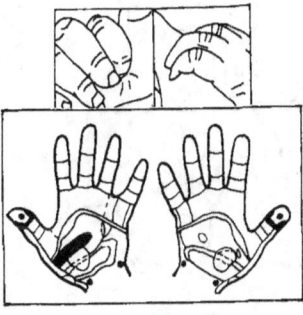

Cérebro, pituitária, pâncreas/
útero/próstata, ovário/
testículo

Enfisema: falta de ar causada por condição pulmonar crônica.

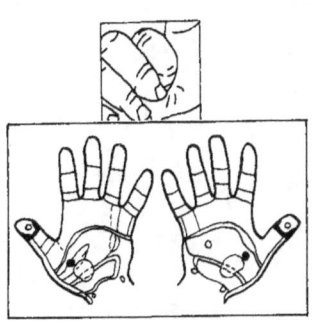

Cérebro, glândulas
supra-renais

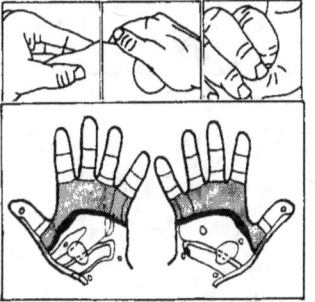

Pulmão/tórax/plexo solar/
válvula ileocecal

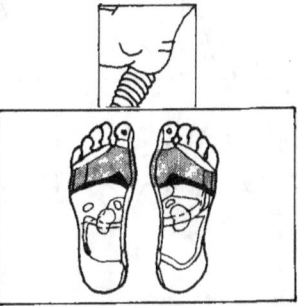

Pulmão/tórax, plexo solar,
válvula ileocecal

Fadiga ocular: reação à fatores ocupacionais, recreativos ou ambientais.

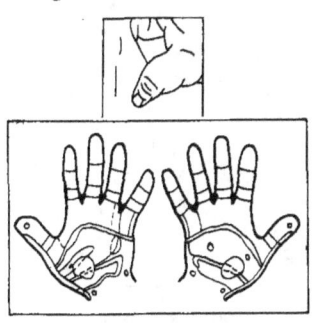

Olhos/ouvidos

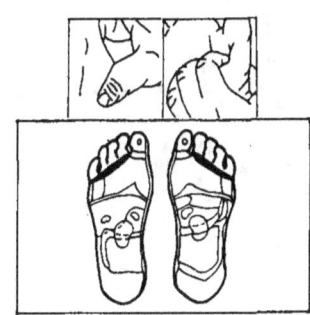

Olhos/ouvidos

Desmaio: perda temporária de consciência.

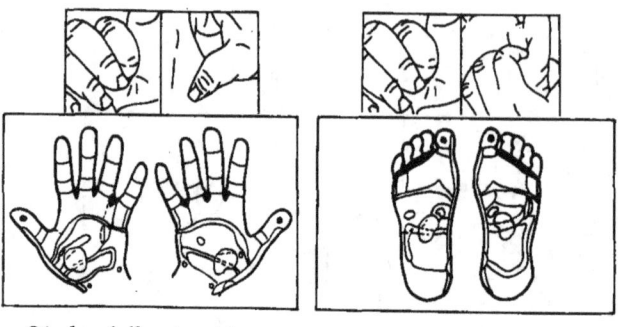

Cérebro/olhos/ouvidos   Cérebro/olhos/ouvidos

Fadiga: cansaço devido a excesso de trabalho.

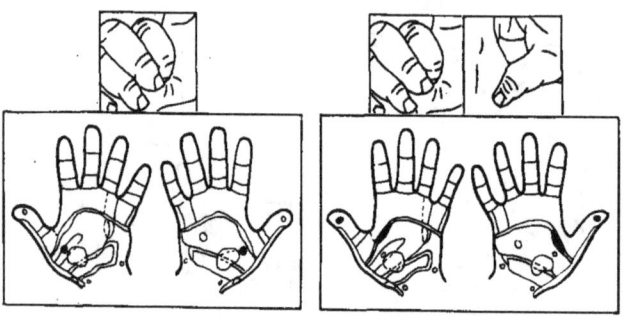

Glândulas supra-renais   Cérebro/plexo solar

Febre: elevação da temperatura do corpo associada a uma infecção.

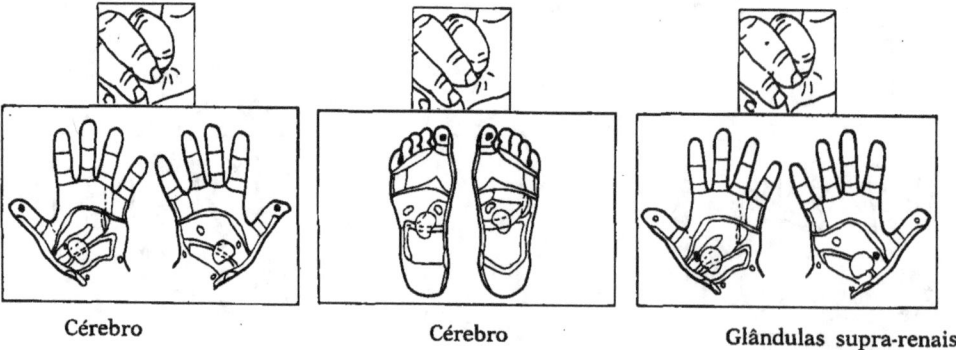

Cérebro   Cérebro   Glândulas supra-renais

Flatulência: acúmulo excessivo de gás.

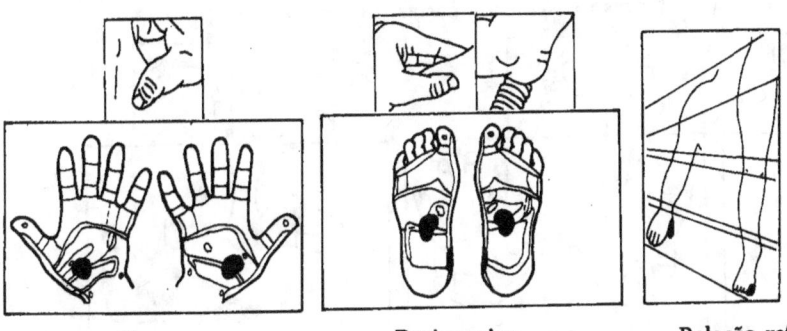

Cólon   Plexo solar

Gota: excesso de ácido úrico no sangue causado por inflamação ao redor de uma junta.

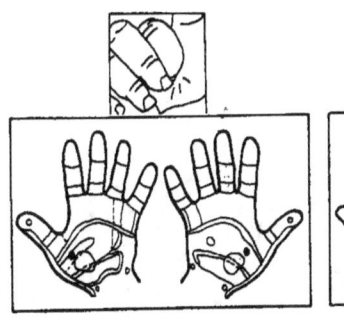
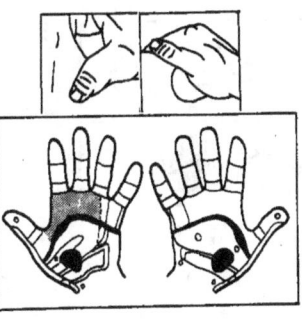
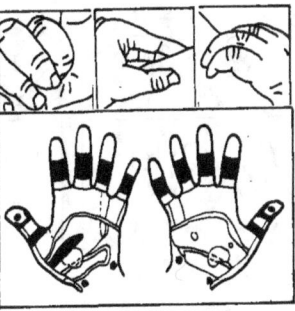

Rins   Bexiga, rins   Relação referencial

Endurecimento das artérias: bloqueio das artérias

Glândulas supra-renais   Plexo solar, rins/   Cérebro, pituitária, pâncreas/
                                coração   tireóide/útero/próstata,
                                                            ovário/testículo

Febre do feno: condição alérgica sazonal, resultante principalmente de polens.

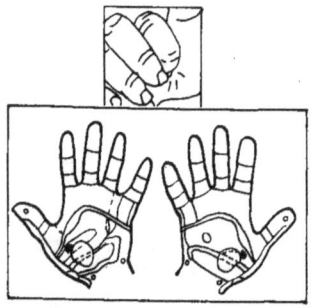 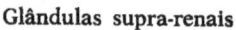

Glândulas supra-renais

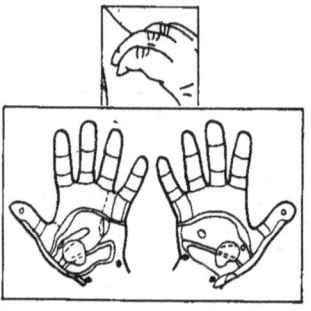

Útero/próstata, ovário/
testículo

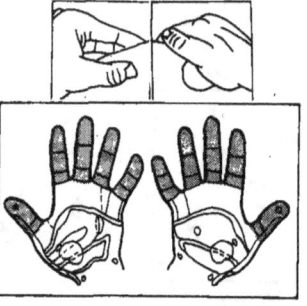

Cabeça/pescoço/seios
paranasais

Dor de cabeça: reação a condições físicas, tensão e/ou certas drogas.

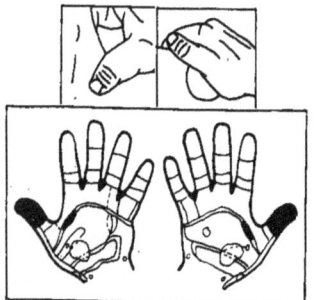

Plexo solar, olhos/ouvidos,
cabeça

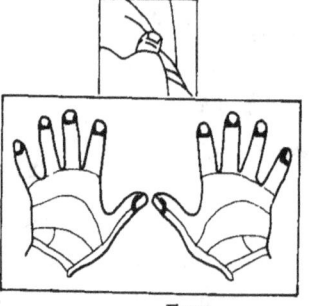

Face

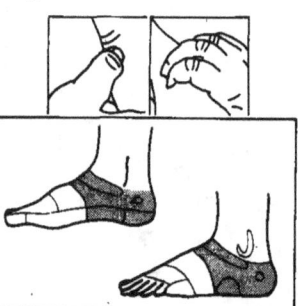

Lombar

Coração: problemas relacionados ao músculo cardíaco.

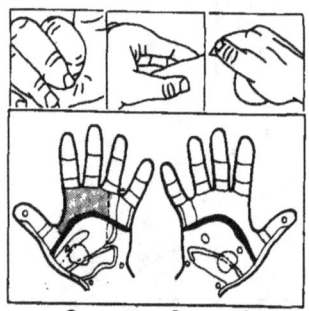

Coração, plexo solar
cérebro, glândulas supra-
renais, cólon sigmóide

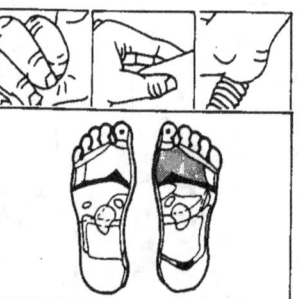

Coração, plexo solar,
cólon sigmóide

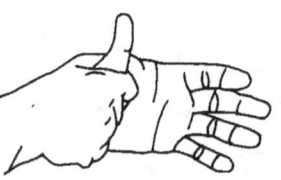

154

Azia: fluxo retroativo do ácido estomacal para o esôfago.

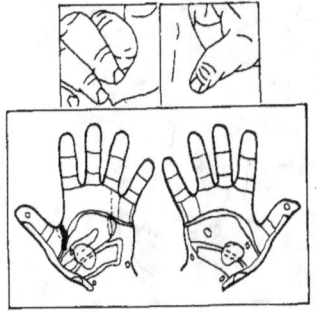

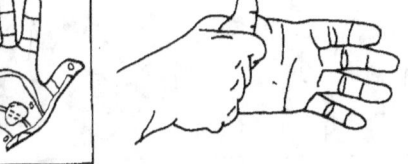

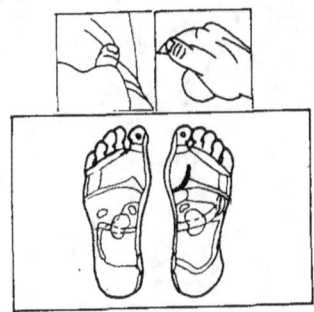

Plexo solar

Plexo solar

Hemorróidas: varizes do reto.

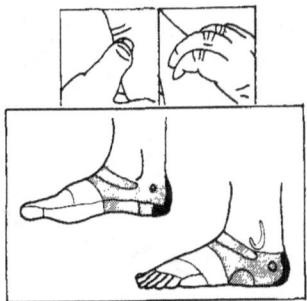

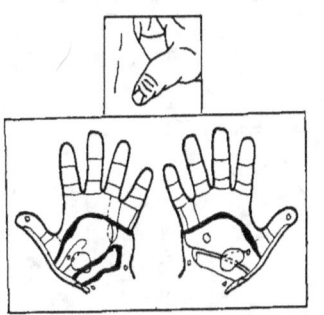

Reto, lombar

Cólon/plexo solar

Hérnia de hiato: hérnia do diafragma.

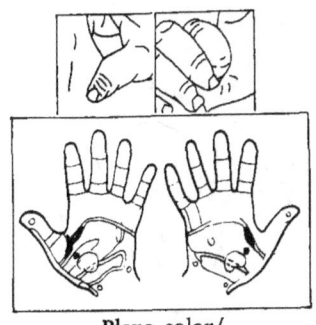

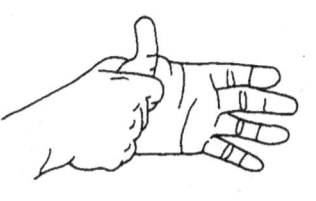

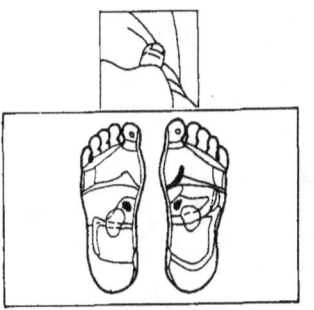

Plexo solar/
glândulas supra-renais

Plexo solar/
glândulas supra-renais

155

Hipoglicemia: diminuição da taxa de açúcar no sangue.

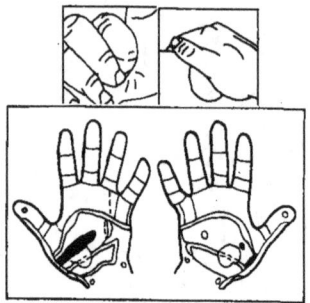

Pâncreas, glândulas
supra-renais

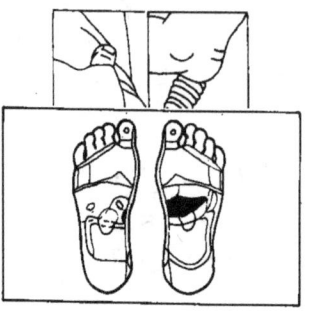

Pâncreas

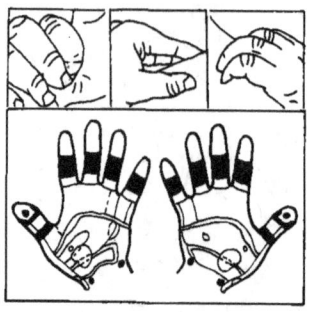

Cérebro, pituitária/tireóide/
ovário/testículo, útero/
próstata

Histerectomia: remoção cirúrgica do útero.

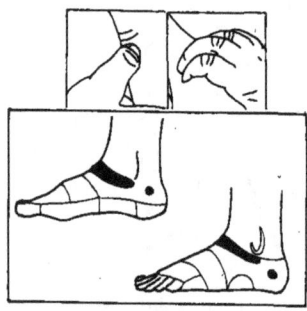

Útero, ovário/
trompas de Falópio

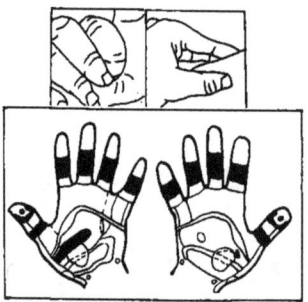

Glândulas supra-renais,
pituitária, cérebro, pâncreas/
cérebro

Impotência: incapacidade para o desempenho sexual.

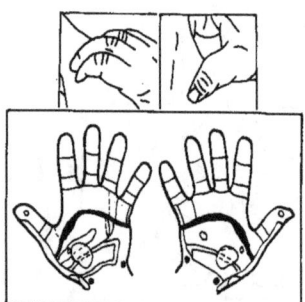

Ovário/testículo, útero/
próstata/plexo solar

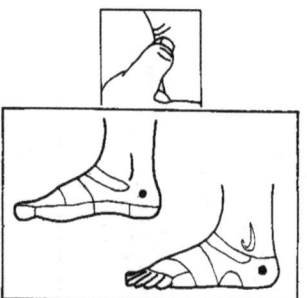

Ovário/testículo, útero,
próstata

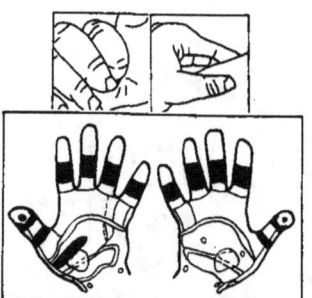

Cérebro, pituitária, pâncreas/
tireóide

Indigestão: sensação de mal-estar resultante da digestão.

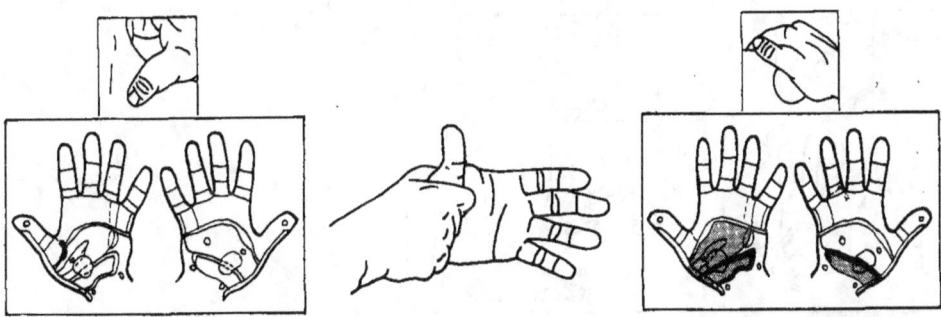

Plexo solar

Estômago, cólon,
intestino delgado

Infertilidade: incapacidade para conceber.

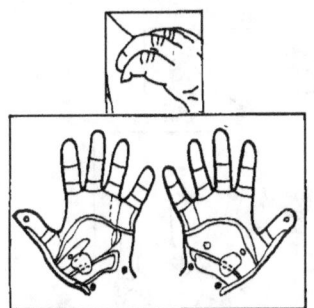

Útero/próstata, ovário/
testículo

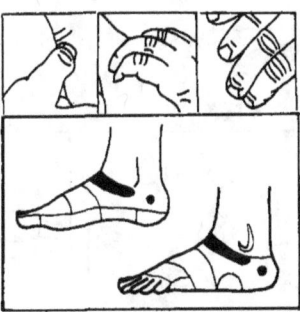

Útero/próstata, ovário/
testículo/trompas de Falópio

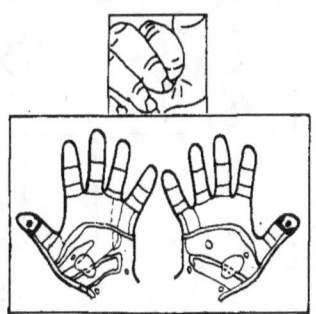

Cérebro, pituitária

Infecção renal: infecção dos rins e do aparelho urinário.

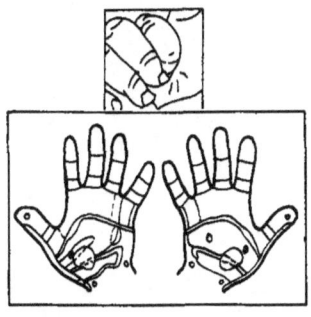

Glândulas supra-renais

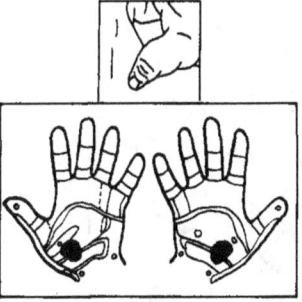

Rins

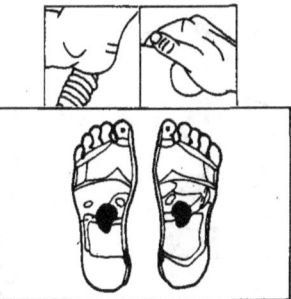

Bexiga/rins

Menopausa: mudança vital na mulher.

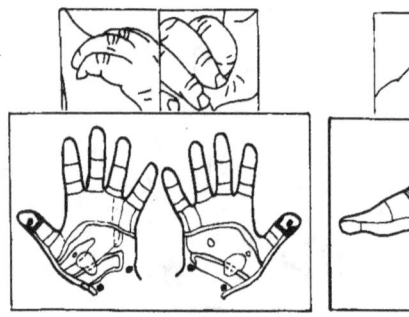

Útero, ovário/cérebro

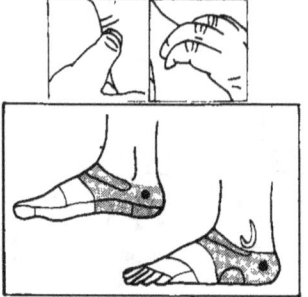

Útero, ovário/lombar

Menstruação: (irregular ou difícil): fluxo sanguíneo periódico na mulher em idade fértil.

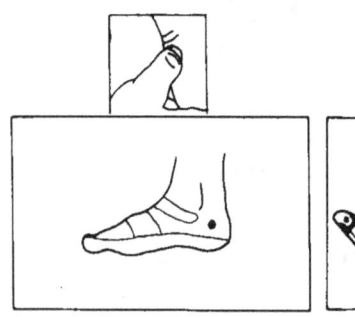

Útero

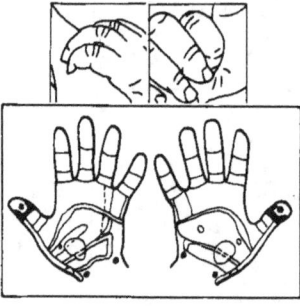

Útero, ovário/cérebro,
pituitária

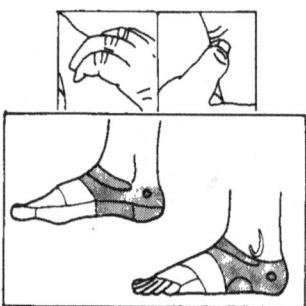

Lombar

Esclerose múltipla: doença crônica do sistema nervoso central.

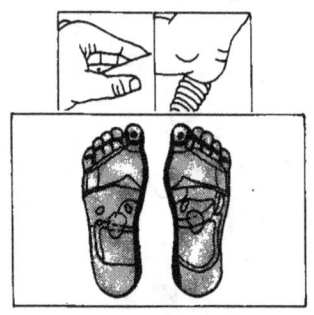

Espinha, cérebro

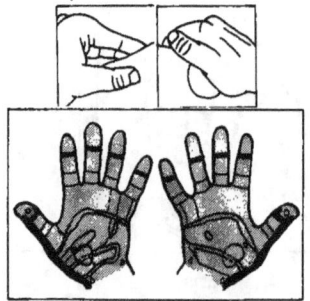

Espinha, cérebro

Dormência nos dedos: sensações anormais na mão e/ou dedo(s).

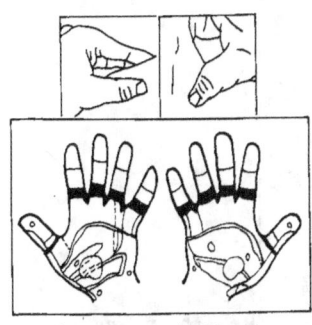

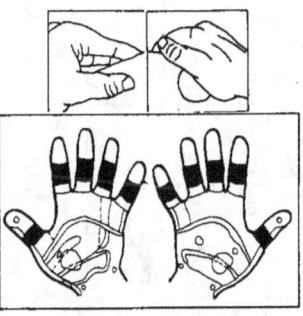

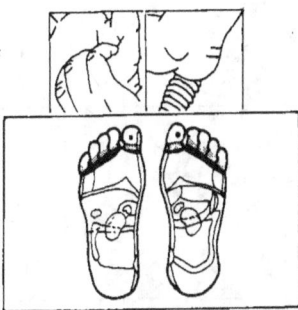

Sétima cervical/olhos/
ouvidos

Pescoço

Olhos/ouvidos/pescoço,
sétima cervical

Osteoporose: afinamento e enfraquecimento ósseo.

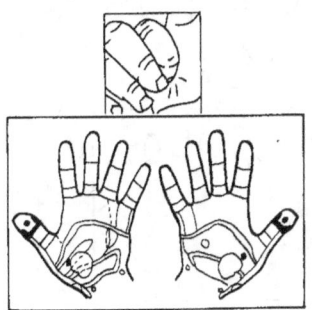

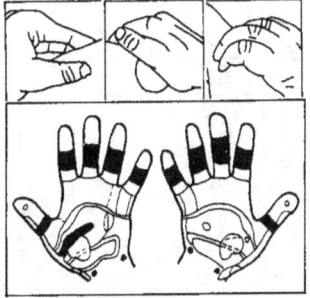

Pituitária, cérebro,
glândulas supra-renais

Tireóide/paratireóide,
pâncreas/útero/próstata,
ovário/testículo

Paralisia: perda de movimento voluntário.

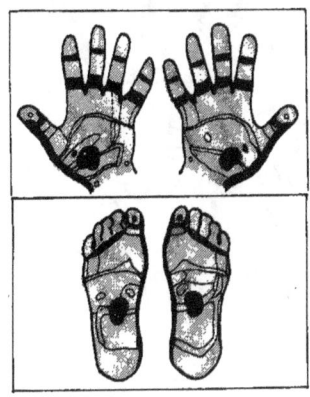

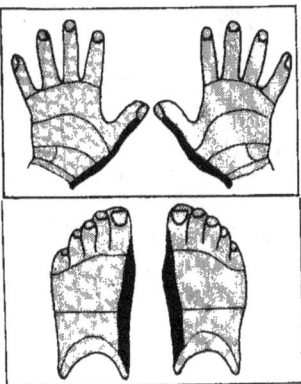

Espinha, cabeça, olhos/
ouvidos, cérebro, pescoço/
rins, bexiga, toda a mão

Espinha, cabeça, olhos/
ouvidos, cérebro, pescoço/
rins, bexiga, todo o pé

Flebite: inflamação em geral resultante de bloqueio de uma veia.

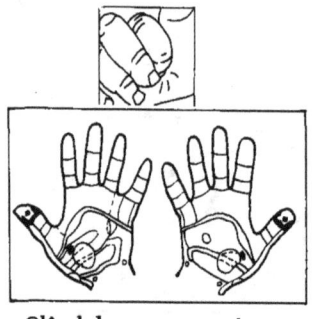 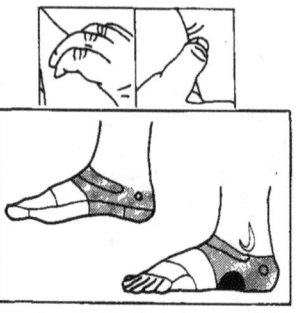 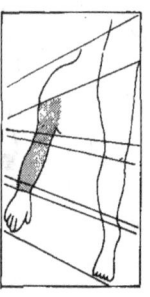

Glândulas supra-renais,　　　　Joelho/perna, lombar　　　　Relação referencial
cérebro

Pneumonia: inflamação dos pulmões.

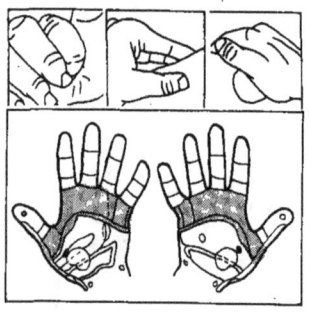 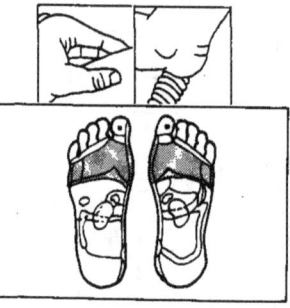 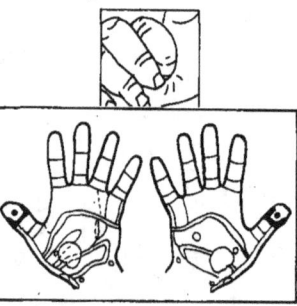

Glândulas supra-renais/　　　　Pulmões　　　　Cérebro, pituitária
pulmões

Gravidez:

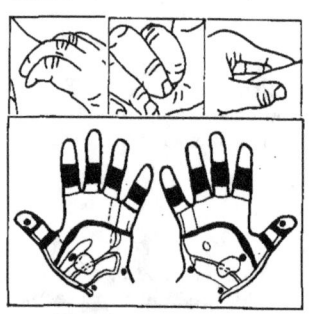 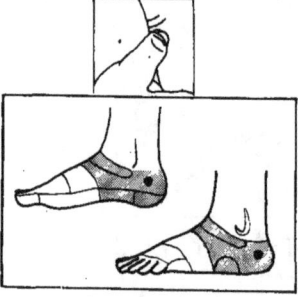 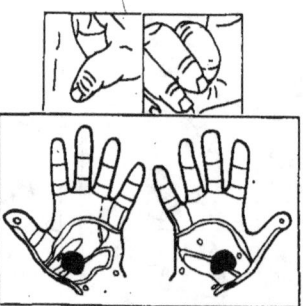

Plexo solar/útero,　　　　Útero, ovário, lombar　　　　Rins/bexiga
ovários/cérebro, pituitária,
glândulas supra-renais,
pâncreas/tireóide

Psoríase: distúrbio na camada externa da pele.

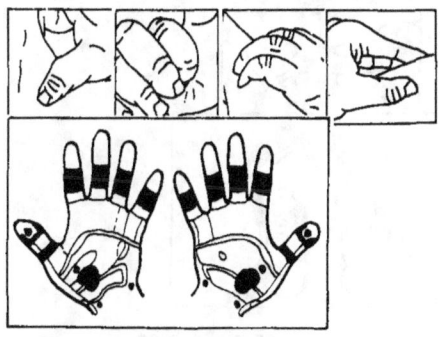

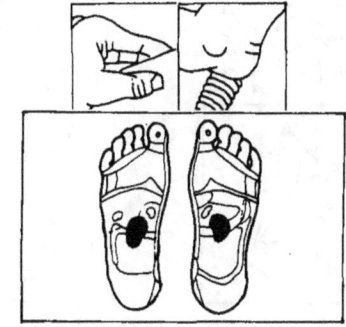

Rins/cérebro, pituitária,
pâncreas/tireóide/
útero/próstata, ovário/
testículo

Rins

Ciática: dor persistente no nervo ciático, o maior do corpo.

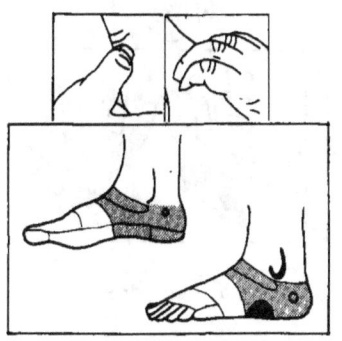

Ciático, lombar

Ciático, lombar

Herpes-zoster: erupção causada por um vírus que afeta um nervo sensitivo e a pele na área servida pelo nervo.

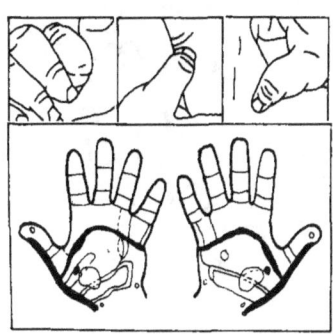

Glândulas supra-renais/espinha/plexo solar

161

Seios paranasais: cavidades na cabeça que podem ser obstruídas por excesso de muco.

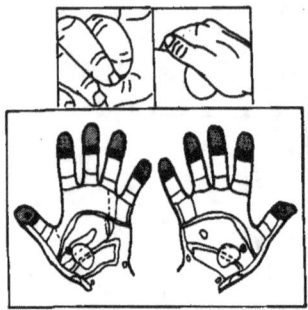

Glândulas supra-renais/seios paranasais, cabeça, face

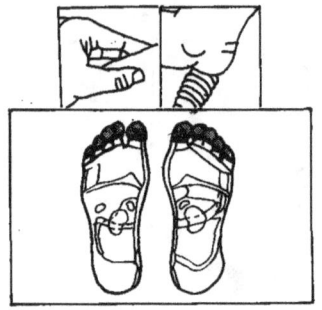

Seios paranasais, cabeça, face

Pele: o maior órgão do corpo.

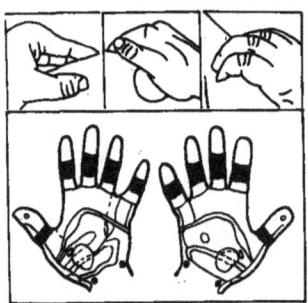

Tireóide/útero/próstata, ovário/testículo

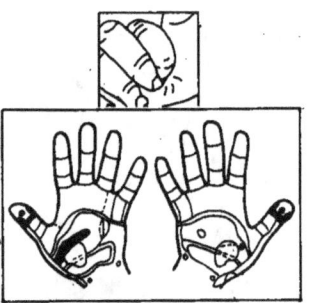

Cérebro, pituitária, supra-renal

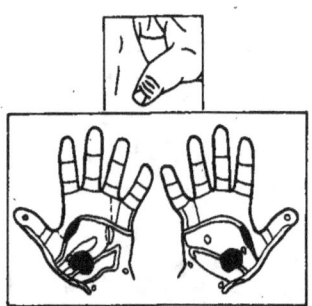

Plexo solar, rins

Dor de garganta: inflamação da garganta.

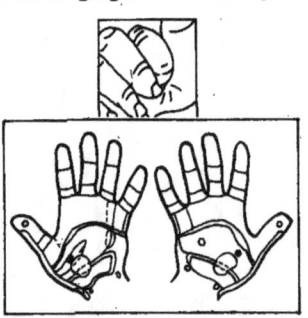

Glândulas supra-renais

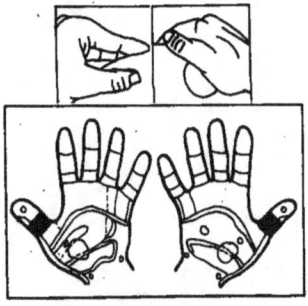

Garganta

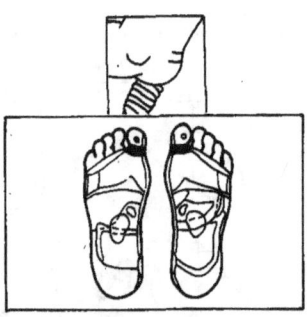

Garganta

Derrame cerebral: rompimento de um vaso sanguíneo do cérebro.

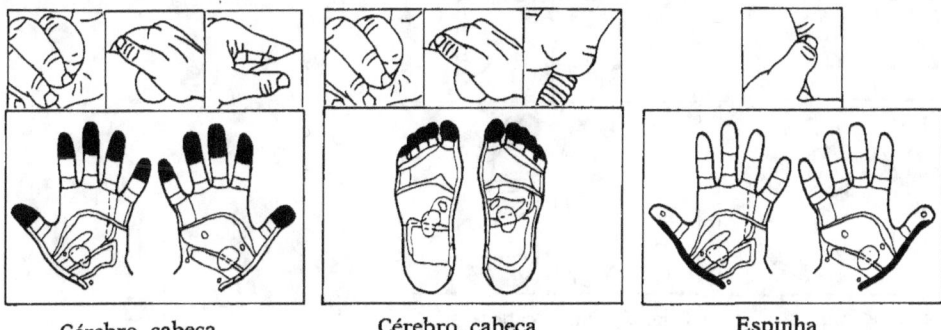

| Cérebro, cabeça | Cérebro, cabeça | Espinha |

Tendinite: inflamação de um tendão.

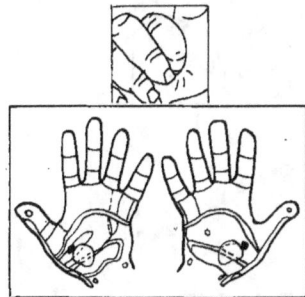

Glândulas supra-renais

Ver também TEORIA, relações referenciais, zonais, reiterativas.

Tensão: distúrbio em todo o corpo ou numa parte dele, devido à demanda excessiva.

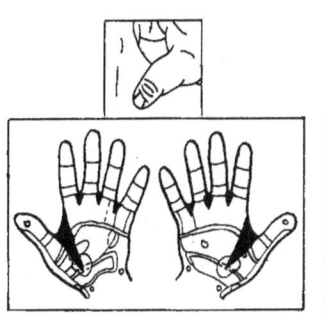 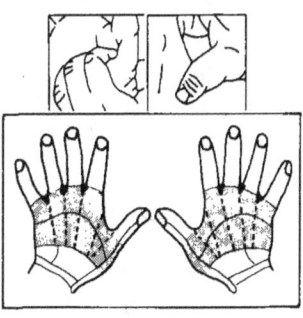 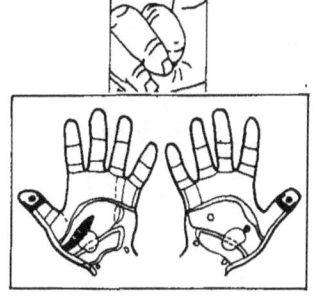

Plexo solar, parte superior
dos ombros

Dorsal/parte superior dos
ombros

Glândulas supra-renais,
cérebro, pituitária, pâncreas

Zumbido nos ouvidos: resultante de vários fatores.

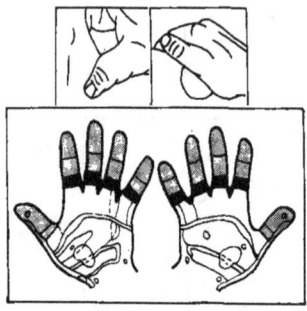 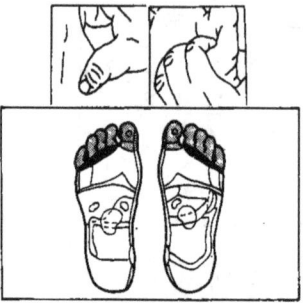

Olhos/ouvidos/cabeça,
pescoço, seios paranasais

Olhos/ouvidos/cabeça,
pescoço, seios paranasais

Amigdalite: inflamação dos gânglios linfáticos da garganta.

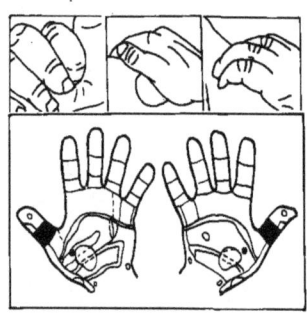 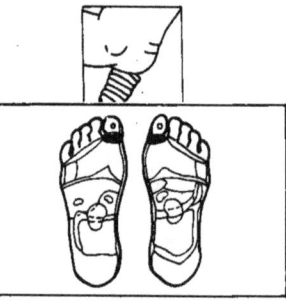 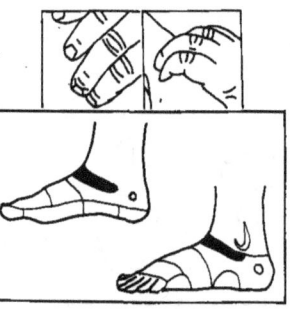

Glândulas supra-renais/
garganta

Garganta

Sistema linfático

Tumor: crescimento anormal do tecido.

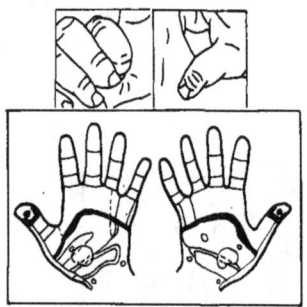

Cérebro, pituitária/plexo solar

Ver também TEORIA, relações reiterativas, referenciais, zonais.

Varizes: dilatação anormal de veias, em geral, das pernas.

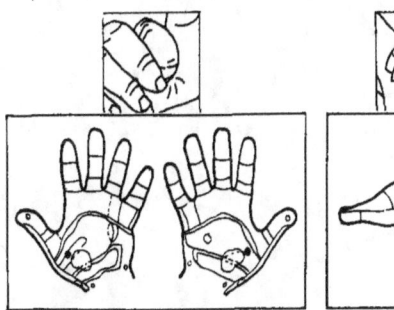

Glândulas supra-renais

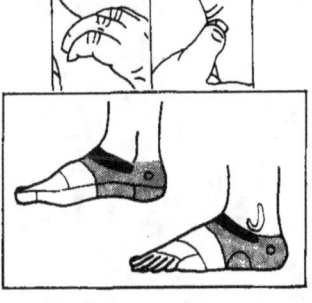

Sistema linfático/lombar

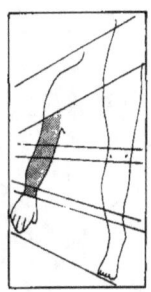

Relação referencial

Úlcera: ruptura da pele ou de mucosa.

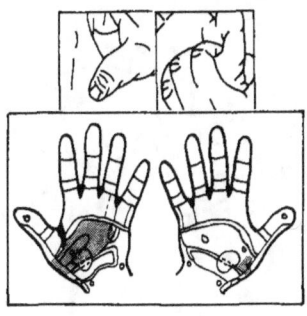

Plexo solar, parte superior
dos ombros/estômago

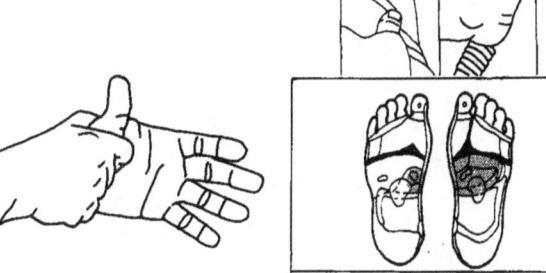

Plexo solar, estômago

Torcícolo: distensão de músculos e tendões da nuca causada por um traumatismo.

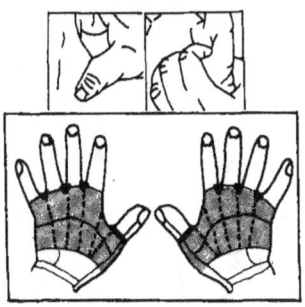

Parte superior dos ombros,
plexo solar/dorsal

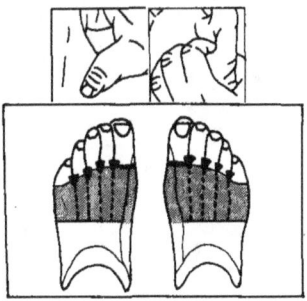

Parte superior dos ombros
dorsal

PARTES DO CORPO

MODO DE USAR

Cada tópico desta seção fornece a localização de uma área reiterativa e uma opção de técnicas com as quais trabalhar. Relações relevantes à área reiterativa se encontram indicadas sob o item "Assistência adicional".

Para referência rápida, use o quadro localizador e selecione a técnica com que vai trabalhar.

Para uma abordagem mais profunda, considere todas as técnicas e a "Assistência adicional" como material para novas aplicações e estudo.

Cada símbolo técnico representa uma técnica básica cuja aplicação específica é sugerida nas ilustrações técnicas. Pode-se consultar o "Glossário de símbolos", à página 131, para obtenção de uma lista de todos os símbolos técnicos básicos com referências de páginas às instruções técnicas básicas.

Cada quadro localizador ilustra a localização da área reiterativa relevante a determinada parte do corpo. Consulte "Quadros", à página 127, para maiores informações.

As técnicas ilustradas oferecem uma seleção, incluindo as rápidas de fazer, as fáceis de aprender, as adequadas a uma variedade de ambientes ou as partes de uma abordagem mais profunda. Para rever a técnica em si, há uma referência ao número da página.

A "Assistência adicional" apresenta relações corporais de determinada parte do corpo. Pode-se combinar qualquer uma ou todas. As relações em potencial são: sistêmica, zonal, referencial, de vizinhança e de opostos. Consulte "Glossário de símbolos", à página 132, para maiores informações.

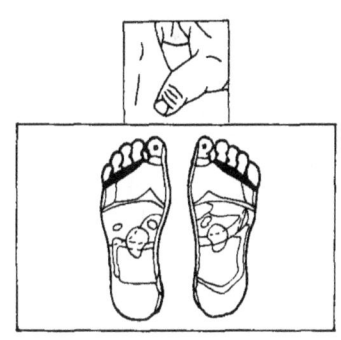

LISTA ALFABÉTICA DAS PARTES DO CORPO

BAÇO

BEXIGA

BRAÇO

CABEÇA

CÉREBRO

CÓLON
   intestino delgado
   válvula ileocecal
   cólon sigmóide
   reto

CORAÇÃO

COTOVELO

DENTES

ESPINHA
   sétima cervical do pescoço
   entre os ombros
   dorsal
   lombar
   cóccix

ESTÔMAGO

FACE

FÍGADO

GLÂNDULAS SUPRA-
   RENAIS

JOELHO/PERNA

OLHOS/OUVIDOS

OMBRO

OVÁRIO/TESTÍCULO

PÂNCREAS

PITUITÁRIA

PLEXO SOLAR

PULMÃO/TÓRAX/PEITO

PULSO

QUADRIL/CIÁTICO

RINS

SEIO PARANASAL

SISTEMA LINFÁTICO

TIREÓIDE/
PARATIREÓIDE

TORNOZELO

ÚTERO/PRÓSTATA

VESÍCULA BILIAR

GLÂNDULAS SUPRA-RENAIS

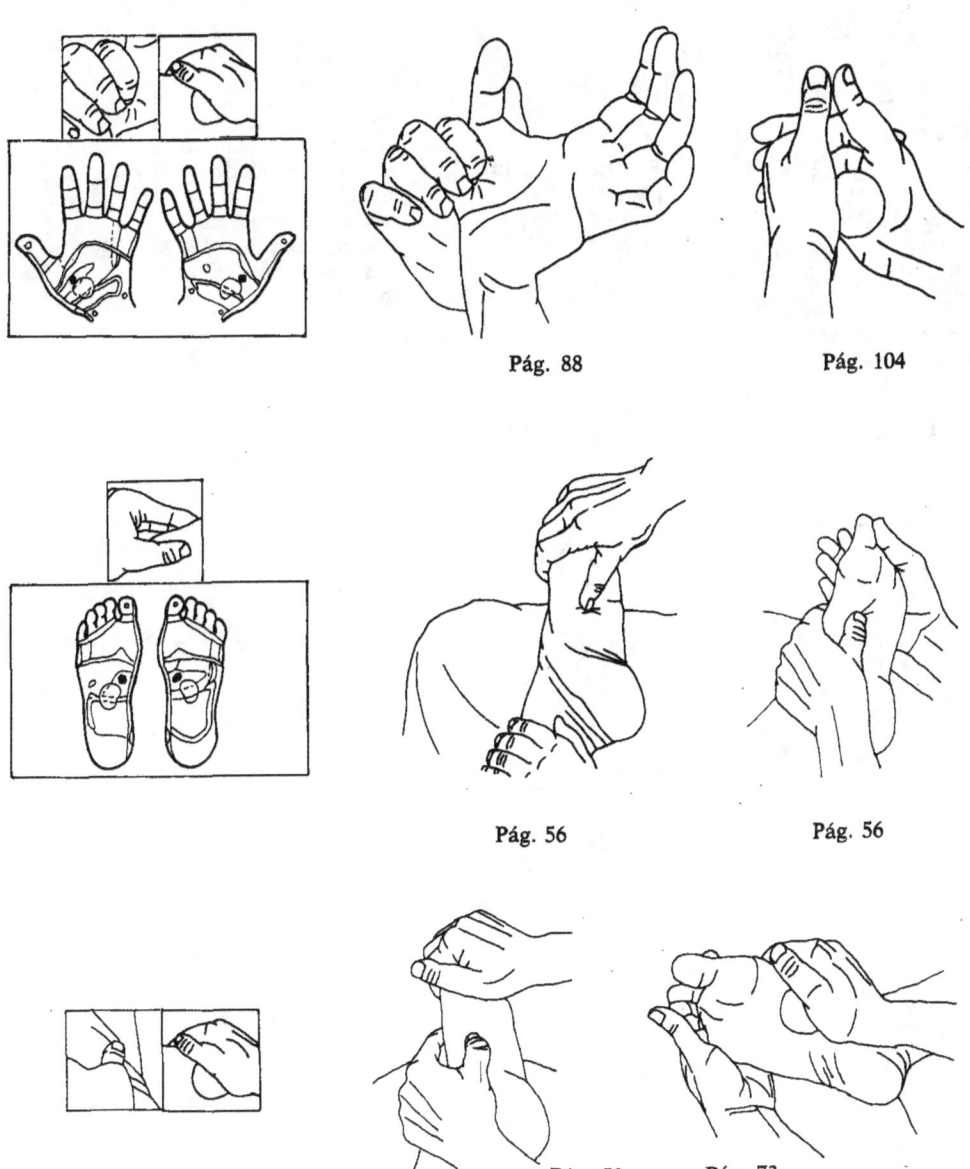

Pág. 88

Pág. 104

Pág. 56

Pág. 56

Pág. 59

Pág. 73

Assistência adicional:

Relação sistêmica: glândulas endócrinas

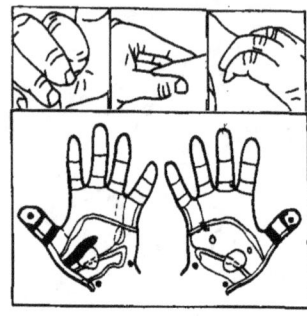

Pituitária, cérebro,
pâncreas/tireóide/
ovário/testículo,
útero/próstata

Função:
uma das principais
glândulas endócrinas.
Envolvidas em:
estresse, resistência,
energia, infecção, tô-
nus muscular, infla-
mação.

TORNOZELO

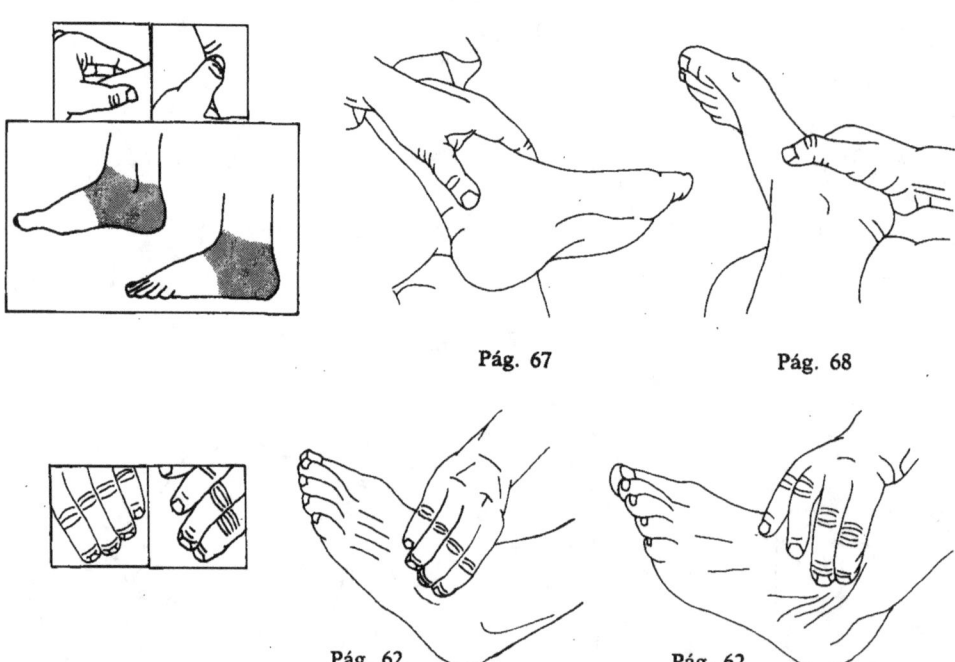

Pág. 67   Pág. 68

Pág. 62   Pág. 62

Assistência adicional:
Relação referencial: pulso

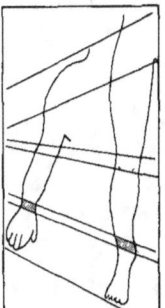 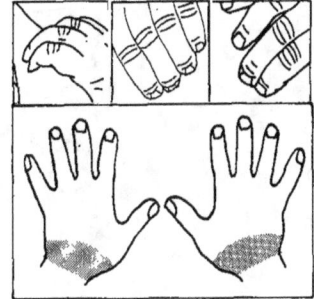 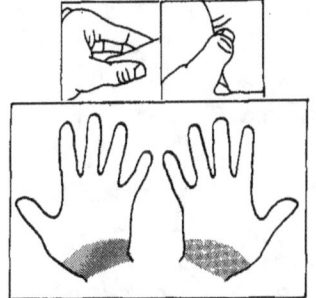

Assistência adicional:
Relação de vizinhança: região lombar

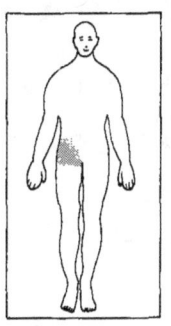 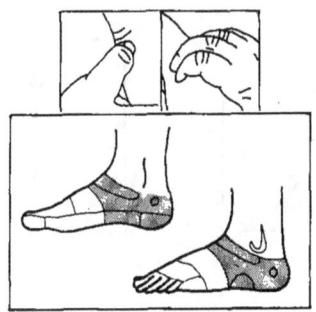

BRAÇO

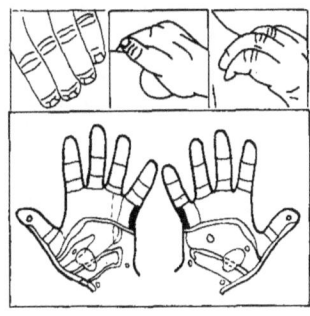 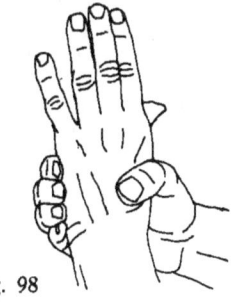 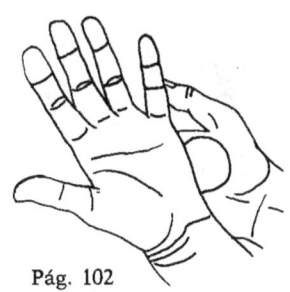

Pág. 98   Pág. 102

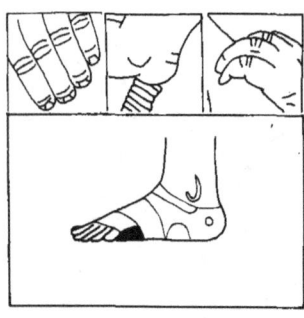
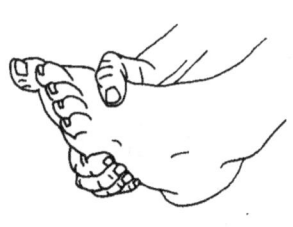

Pág. 66

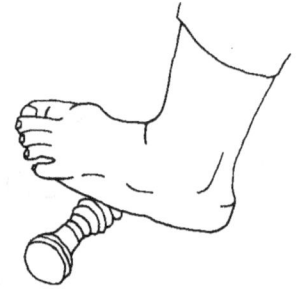

Pág. 75

Assistência adicional:
Relação de vizinhança: ombro

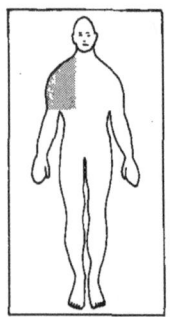
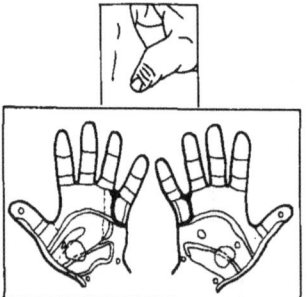
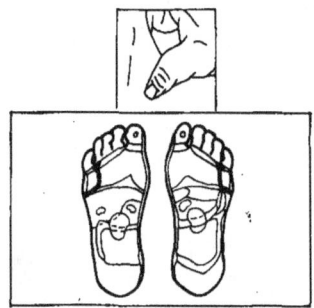

Assistência adicional:
Relação referencial: perna

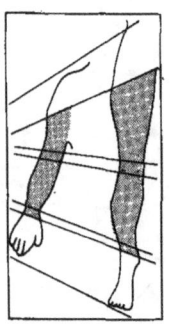

BEXIGA

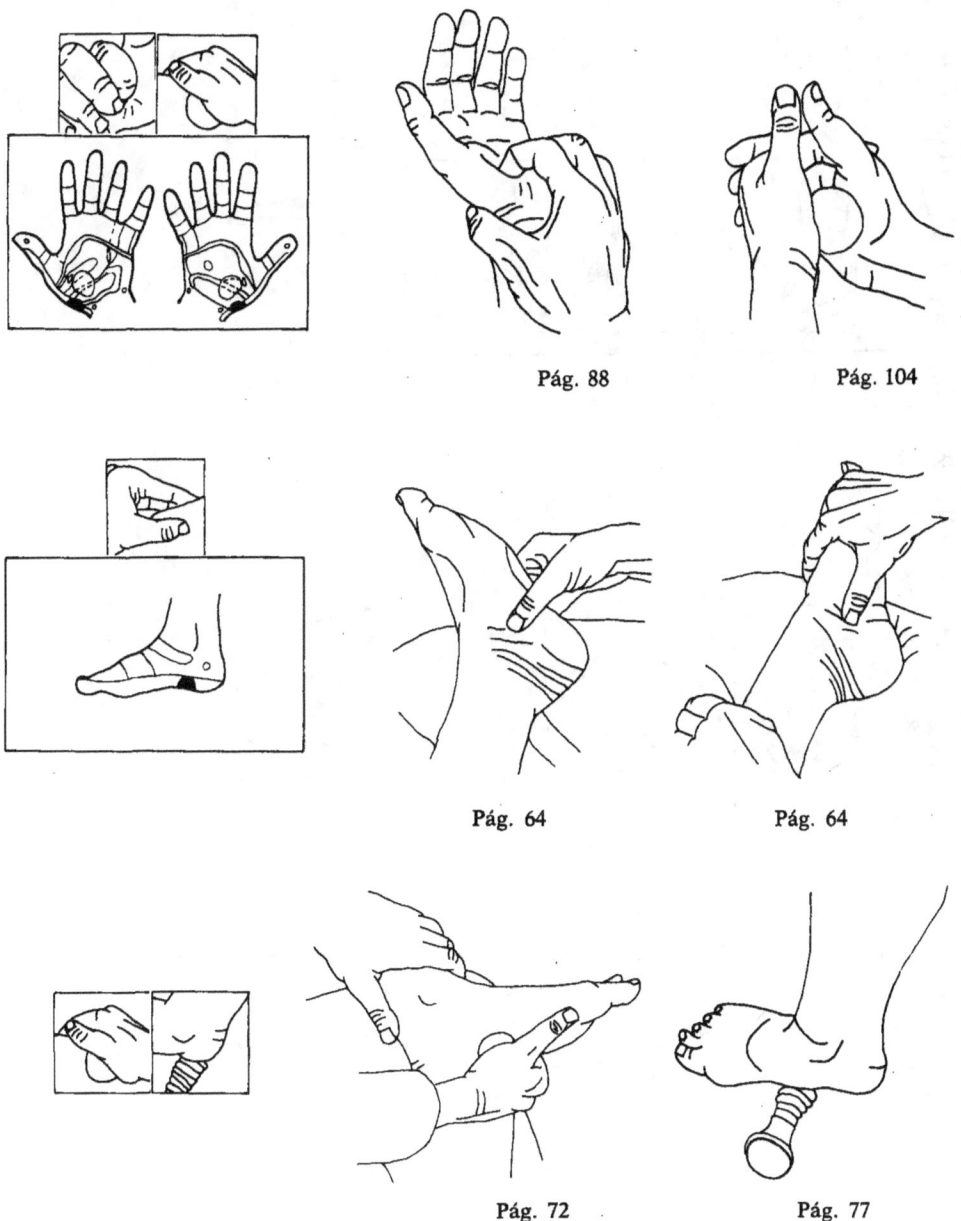

Pág. 88   Pág. 104

Pág. 64   Pág. 64

Pág. 72   Pág. 77

175

Assistência adicional:
Relação sistêmica: rins

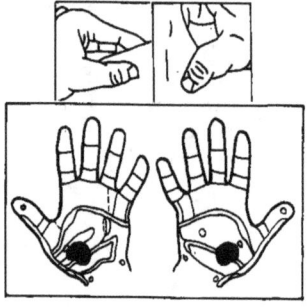 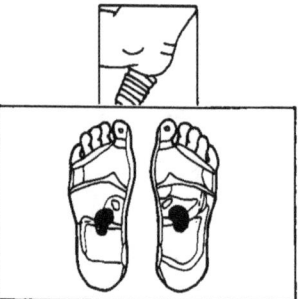

CÉREBRO

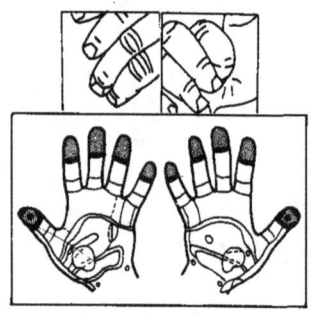 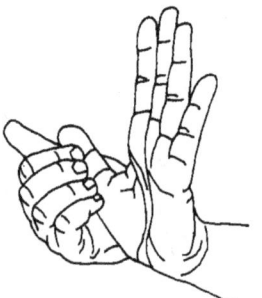 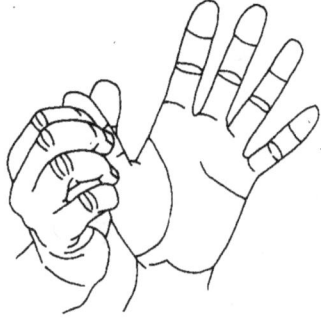

Pág. 87   Pág. 87

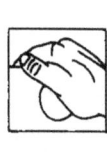 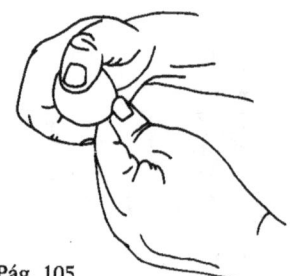 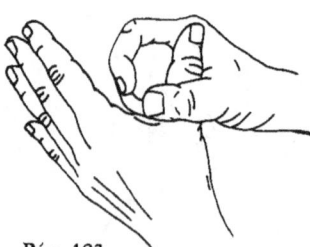

Pág. 105   Pág. 103

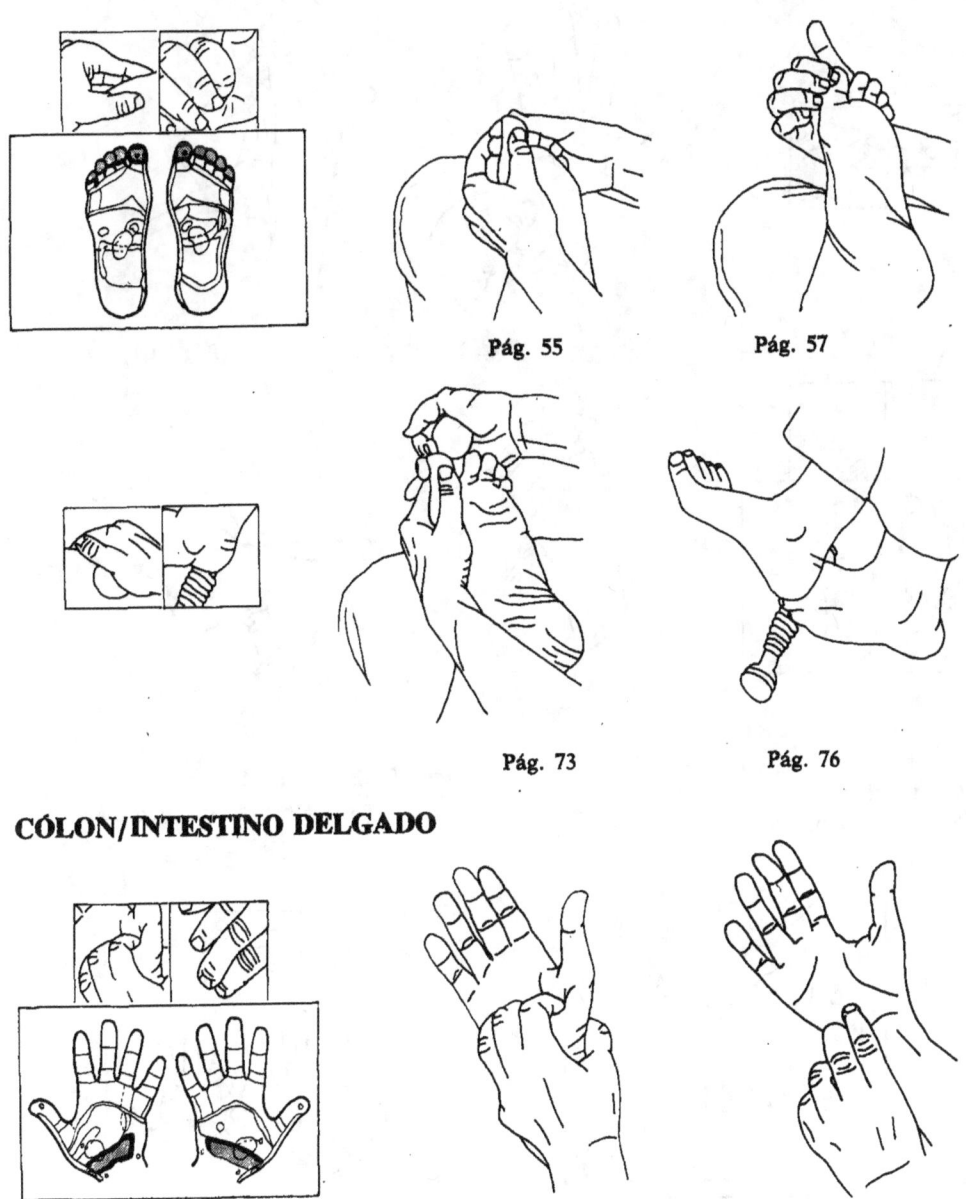

Pág. 55   Pág. 57

Pág. 73   Pág. 76

CÓLON/INTESTINO DELGADO

Pág. 89   Pág. 88

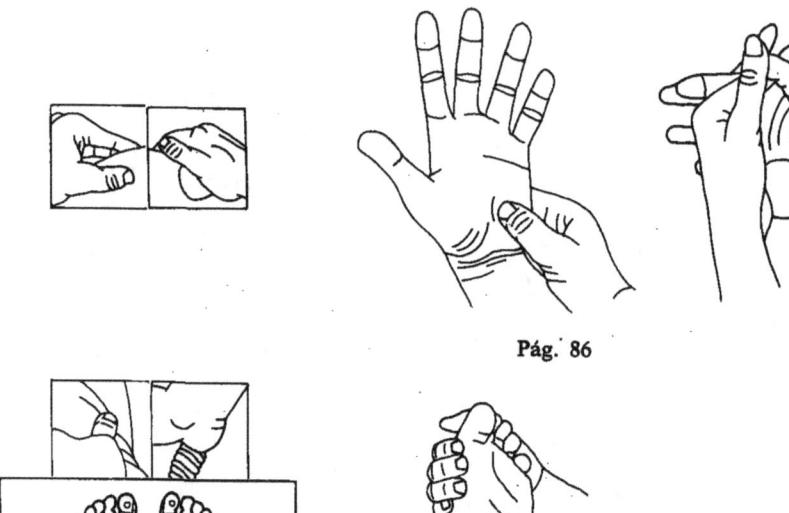

Pág. 86   Pág. 104

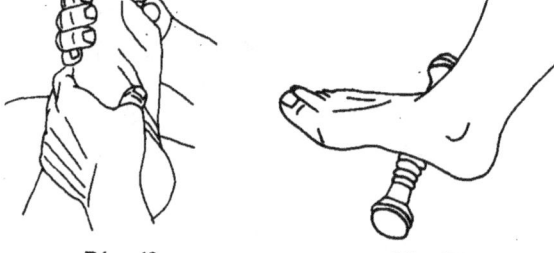

Pág. 42   Pág. 75

Assistência adicional:
Relação de vizinhança: região lombar

Assistência adicional:
Relação sistêmica: aparelho digestivo, fígado, estômago

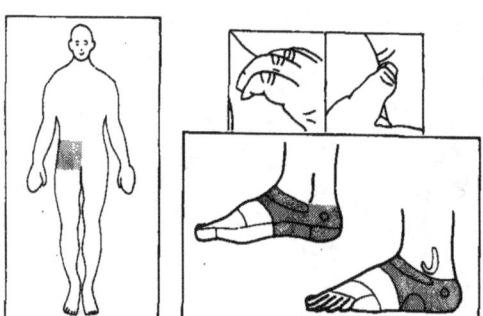

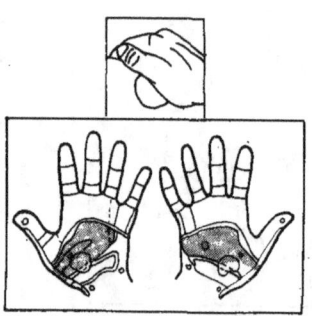

VÁLVULA ILEOCECAL

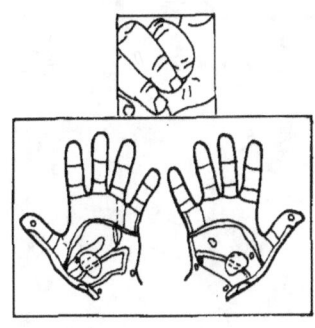
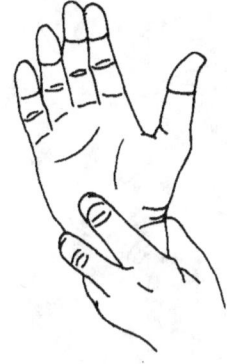
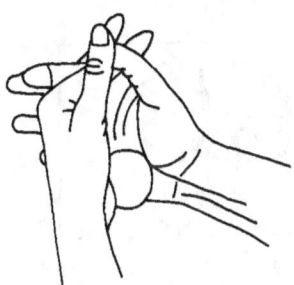

Pág. 88   Pág. 104

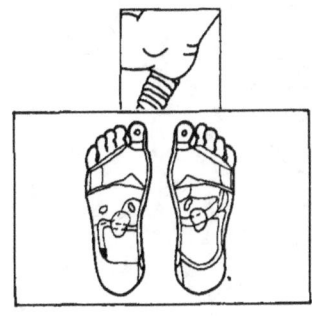
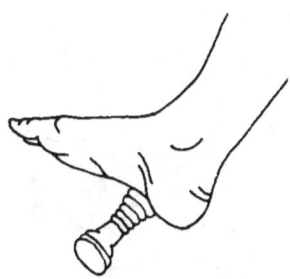

Pág. 75

CÓLON SIGMÓIDE

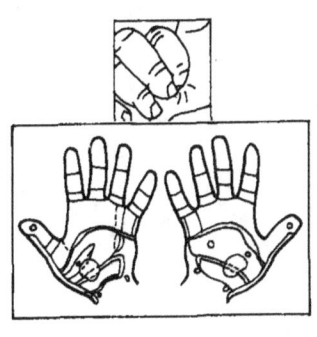
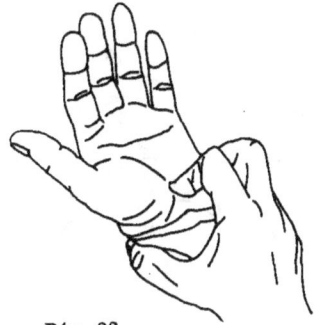
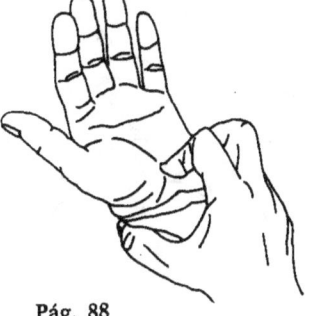
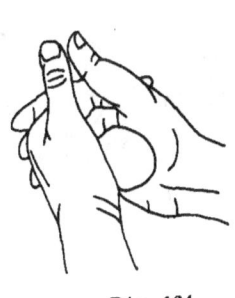

Pág. 88   Pág. 104

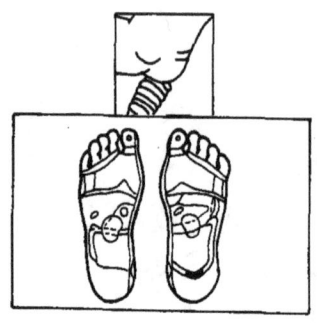
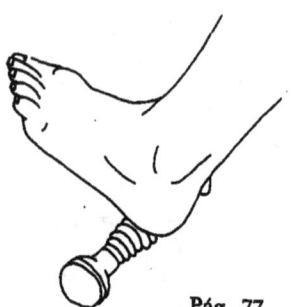

Pág. 77

RETO

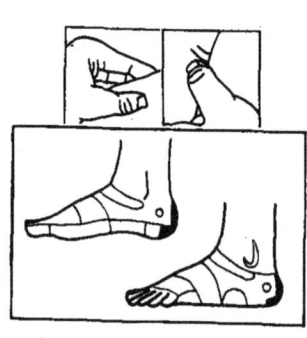
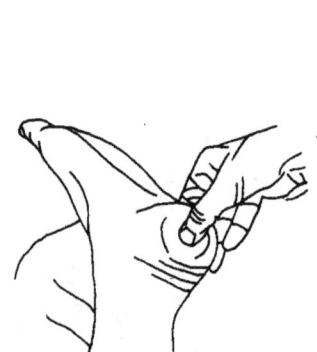
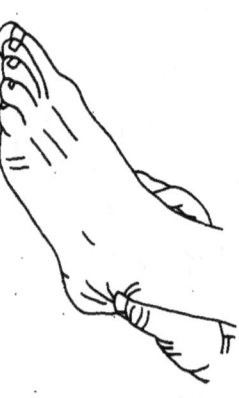

Pág. 68   Pág. 69

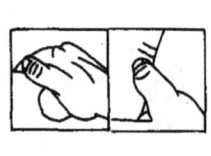
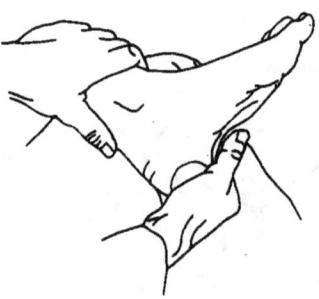
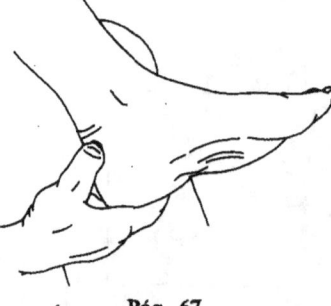

Pág. 72   Pág. 67

COTOVELO

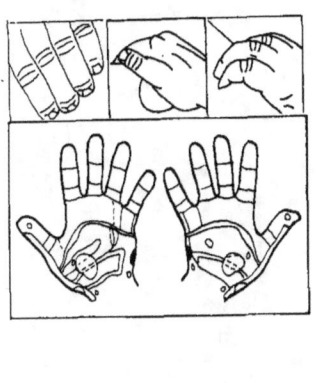

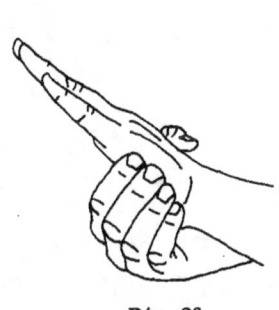

Pág. 98

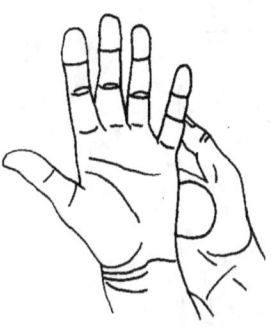

Pág. 102

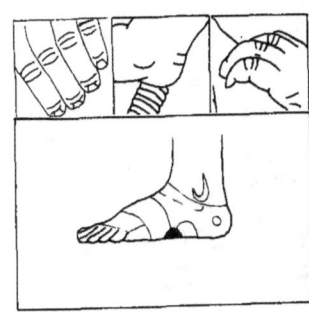

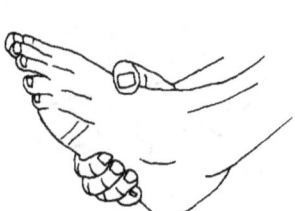

Pág. 66

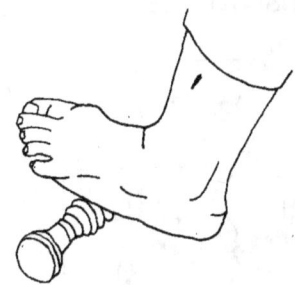

Pág. 75

Assistência adicional:
  Relação de vizinhança: ombro

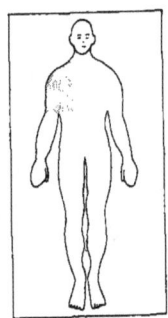

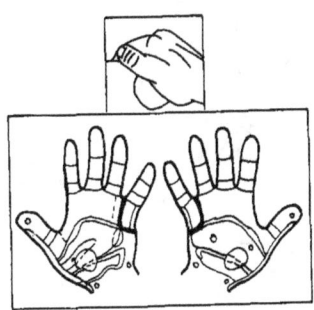

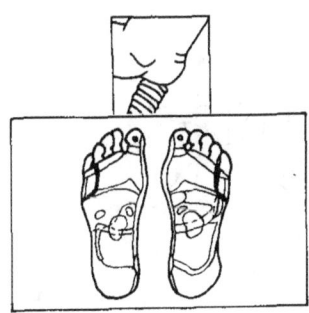

Assistência adicional:

Relação referencial: joelho

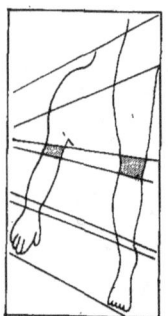

OLHOS/OUVIDOS

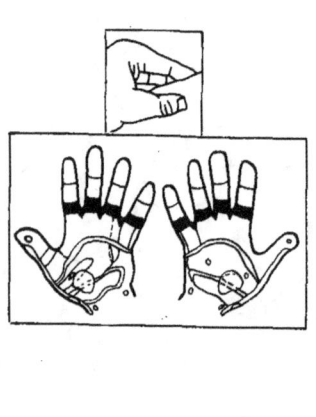

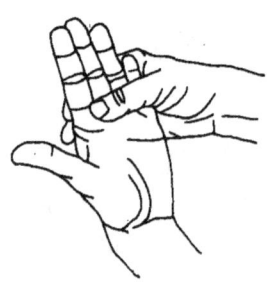

Pág. 85

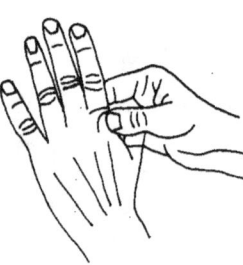

Pág. 94

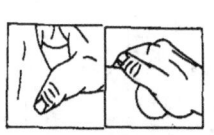

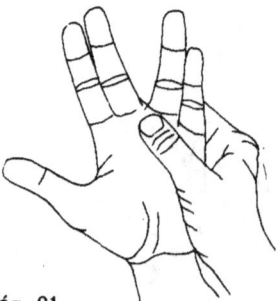

Pág. 91

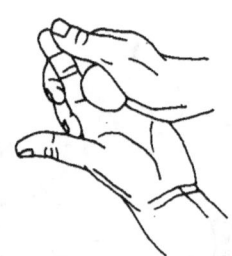

Pág. 102

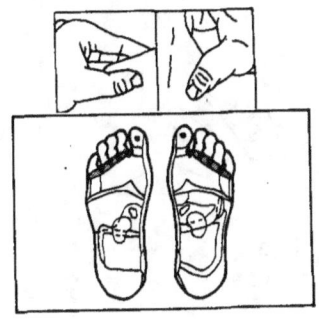

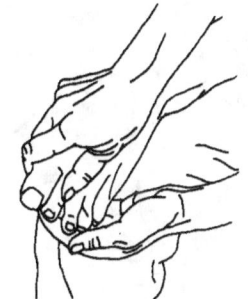

Pág. 60

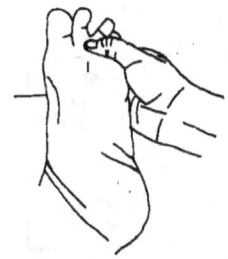

Pág. 58

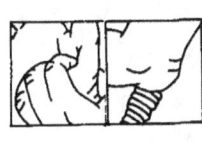

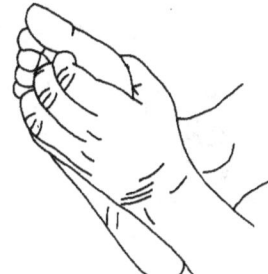

Pág. 57

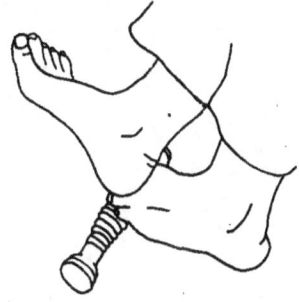

Pág. 76

Assistência adicional:
Relação zonal: rins

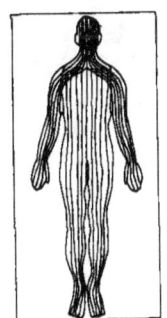

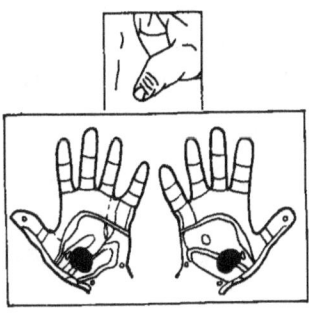

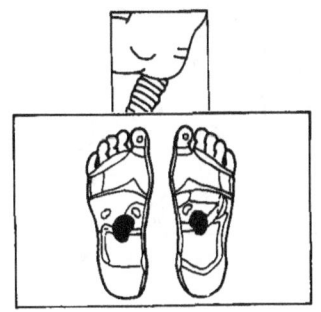

FACE

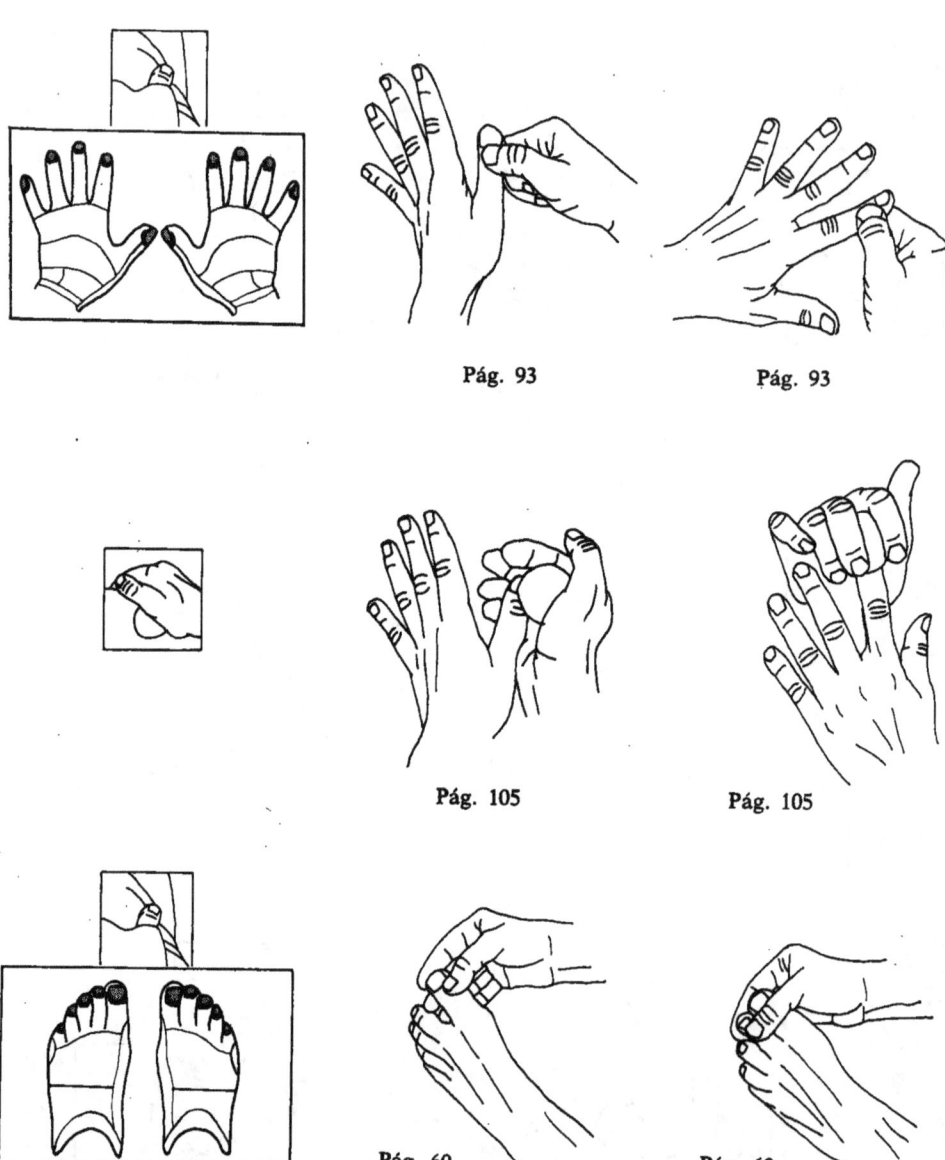

Pág. 93   Pág. 93

Pág. 105   Pág. 105

Pág. 60   Pág. 60

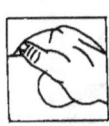

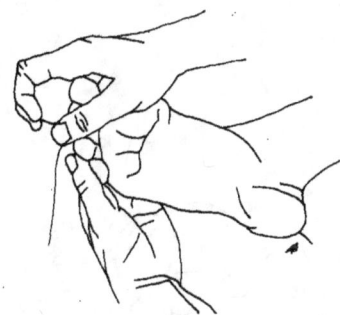

Pág. 74

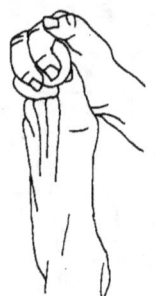

Pág. 74

VESÍCULA BILIAR

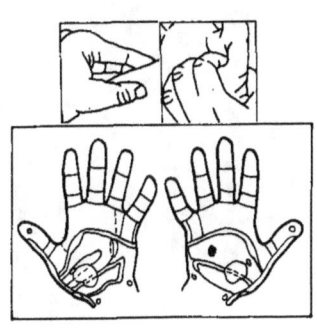

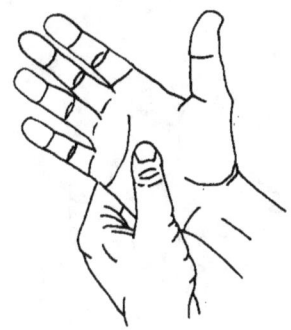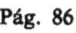

Pág. 86

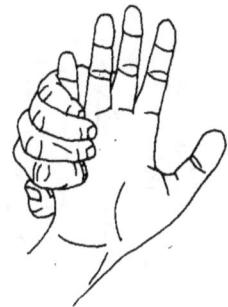

Pág. 90

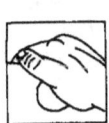

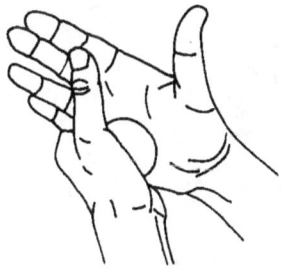

Pág. 104

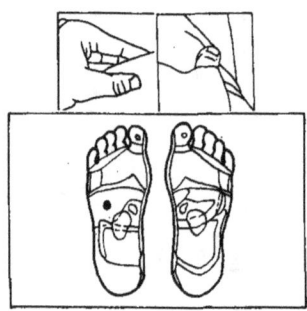

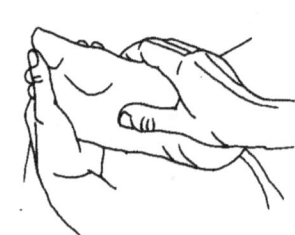

Pág. 56

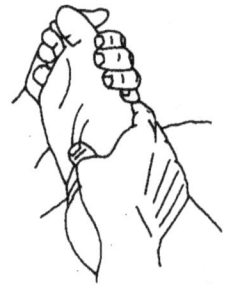

Pág. 59

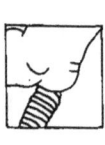

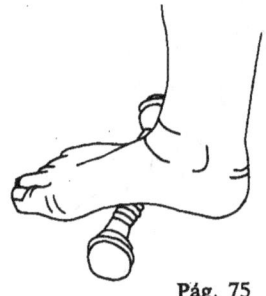

Pág. 75

Assistência adicional:

Relação sistêmica: aparelho digestivo, fígado, estômago.

Função:
armazenamento
de bílis.

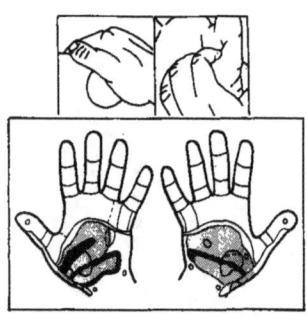

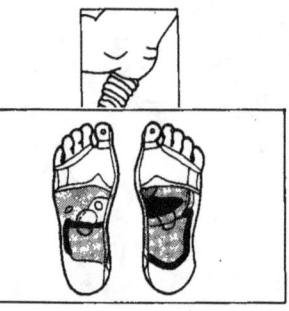

Fígado
Estômago
Cólon
Intestino delgado
Pâncreas

CABEÇA

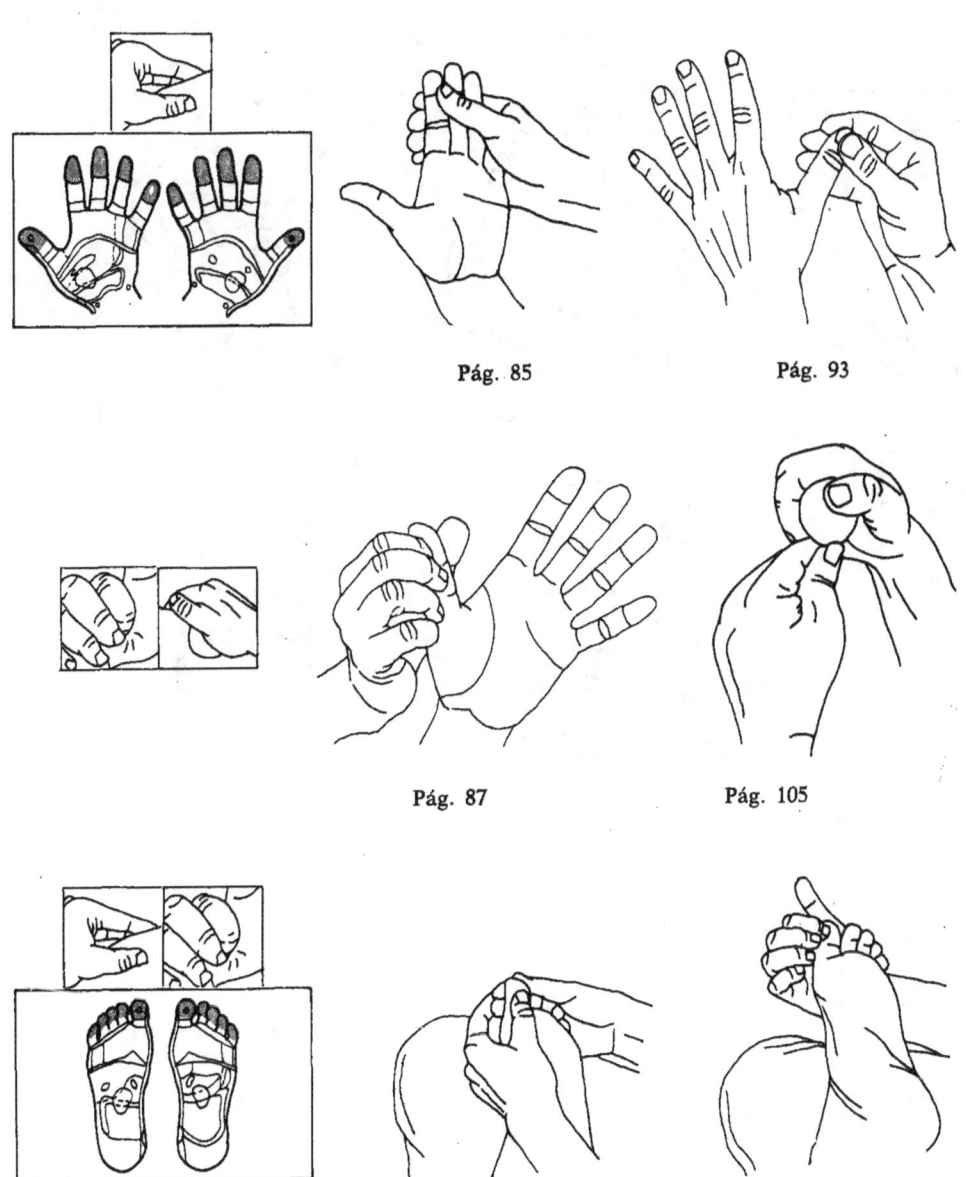

Pág. 85

Pág. 93

Pág. 87

Pág. 105

Pág. 55

Pág. 57

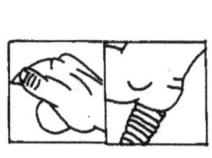 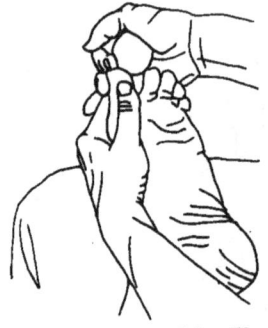 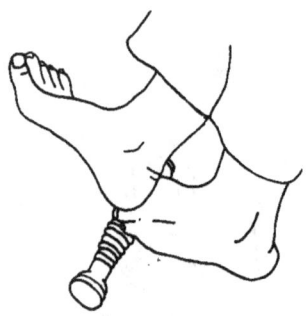

Assistência adicional:
Relação de vizinhança: ombro

Pág. 73

Pág. 76

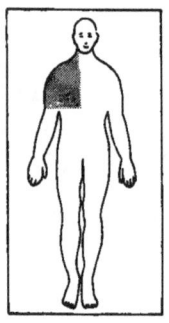 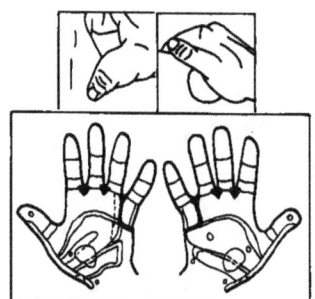 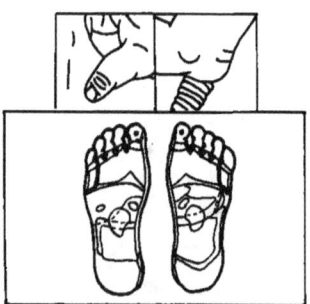

Relação de opostos:
cóccix

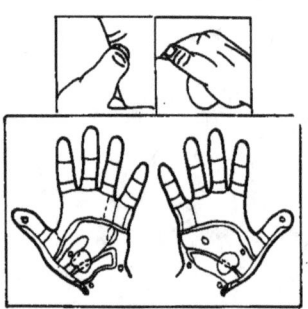 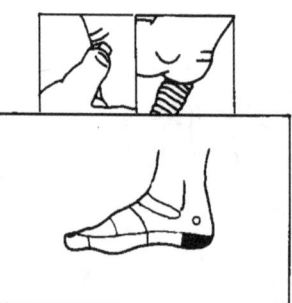

Nota: inclui as seguintes áreas — cabeça, cérebro, seios para-nasais, olhos, ouvidos, nervos cranianos, nariz.

CORAÇÃO

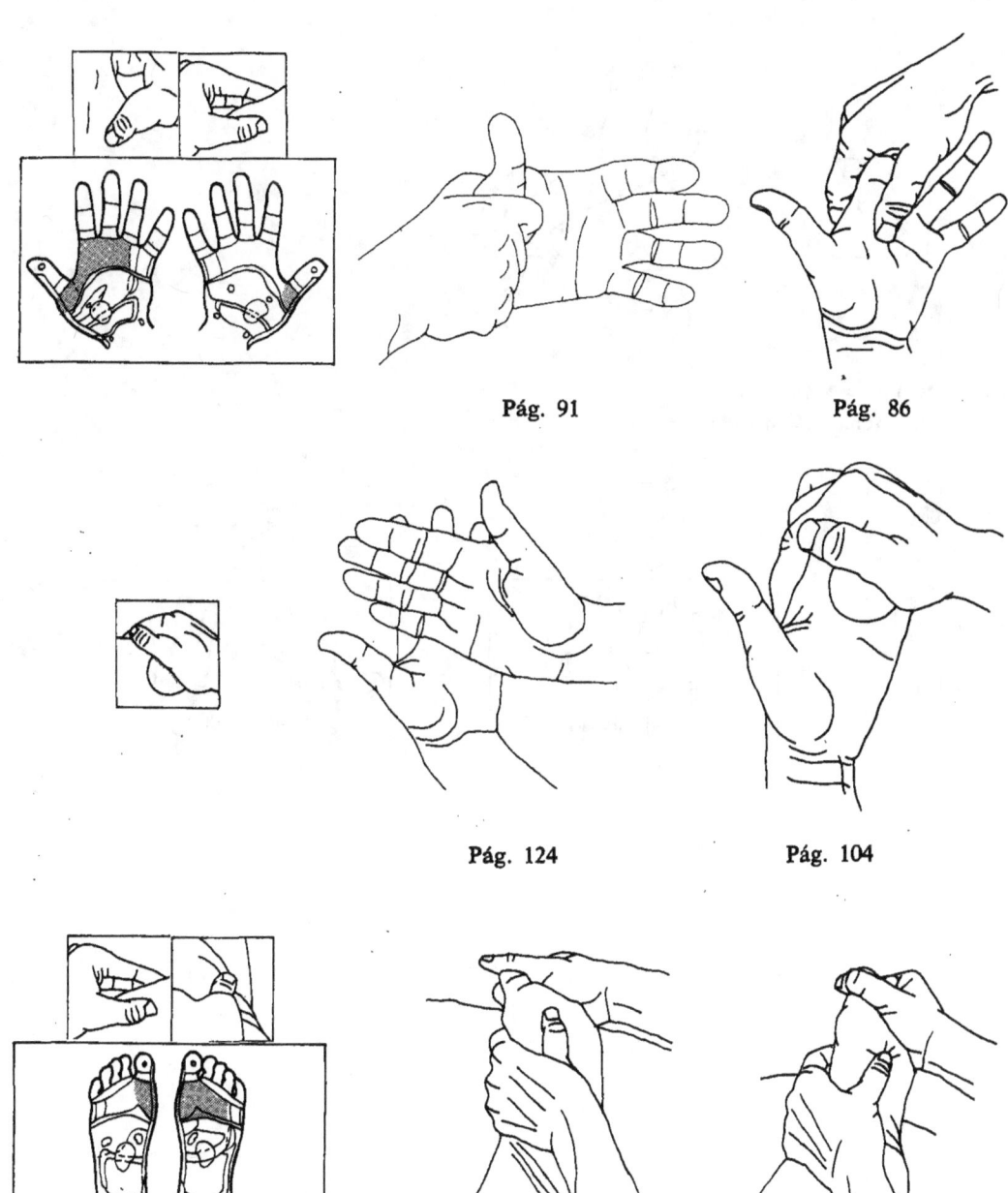

Pág. 91

Pág. 86

Pág. 124

Pág. 104

Pág. 56

Pág. 58

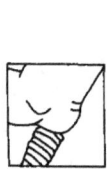
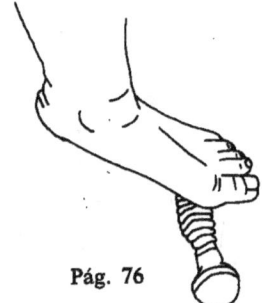

Pág. 76

Assistência adicional:

Relação zonal: cólon sigmóide

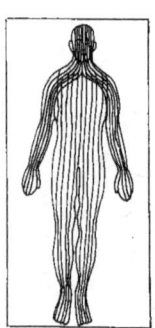
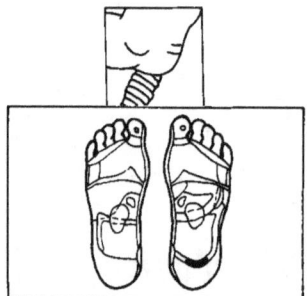
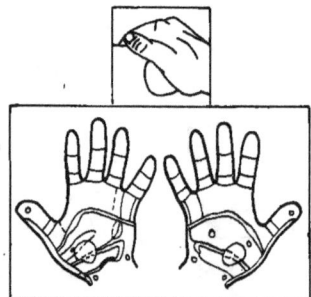

QUADRIL/CIÁTICO

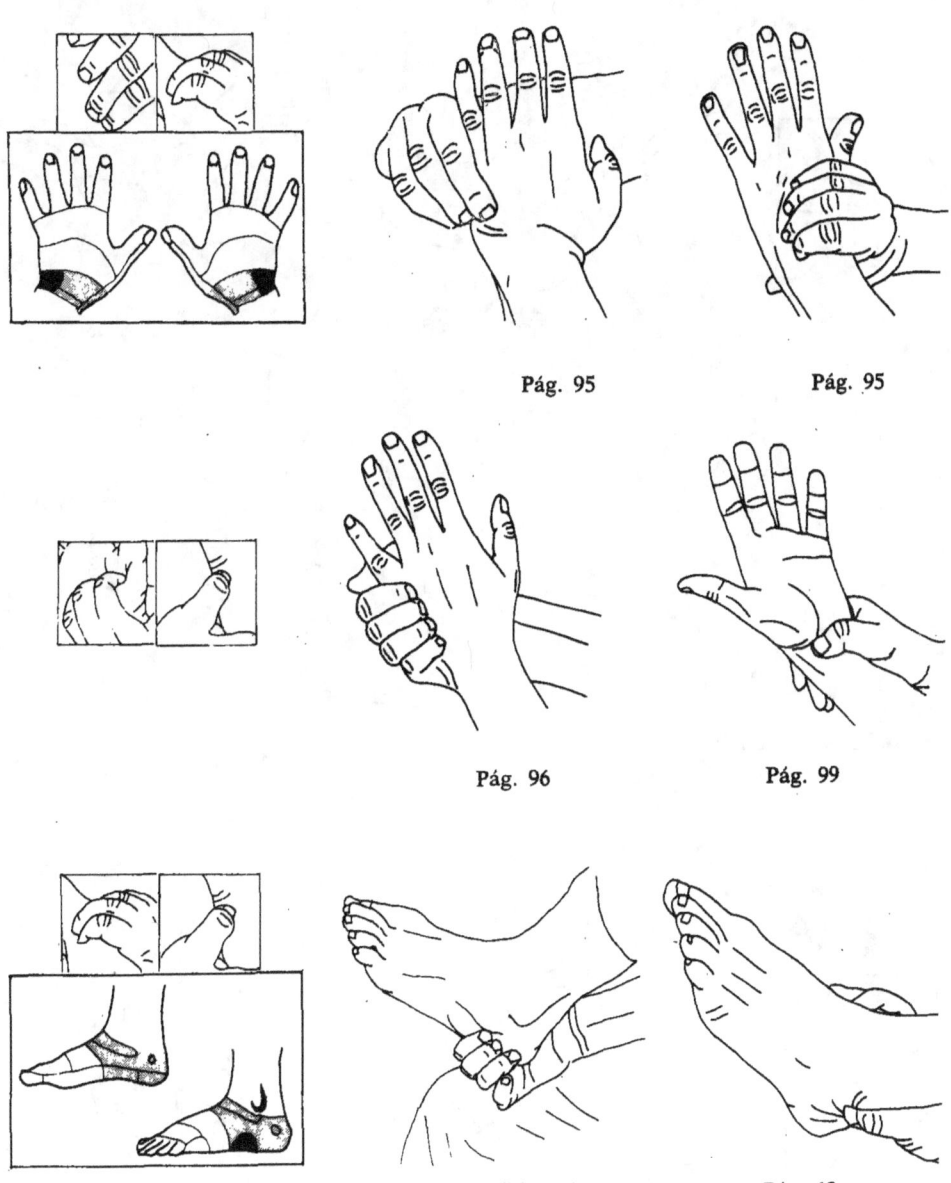

Pág. 95

Pág. 95

Pág. 96

Pág. 99

Pág. 66

Pág. 69

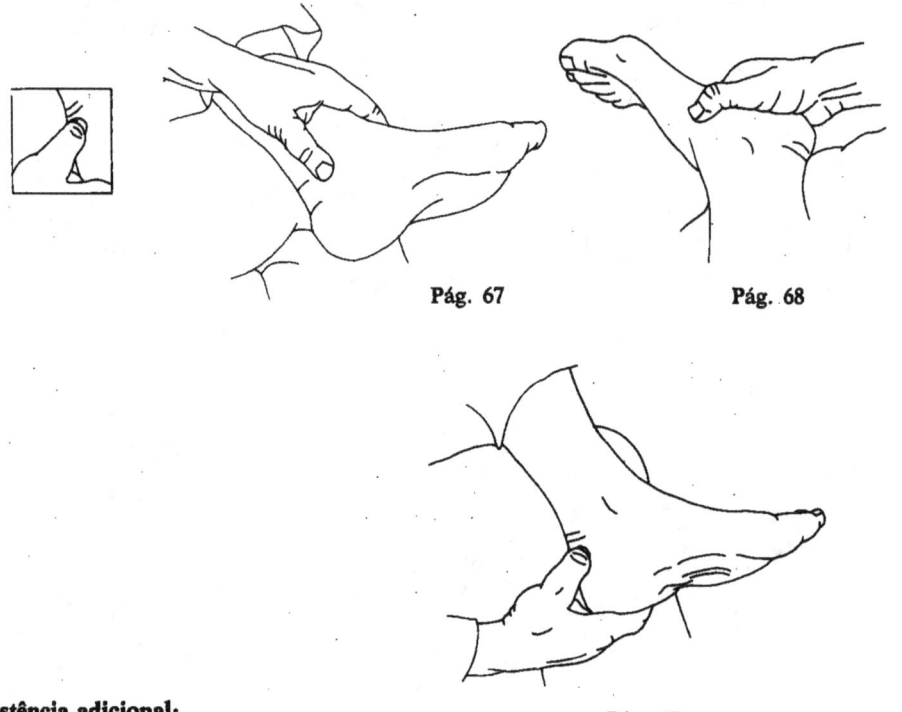

Pág. 67   Pág. 68

Pág. 67

Assistência adicional:
  Relação referencial: ombro

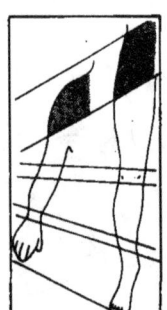 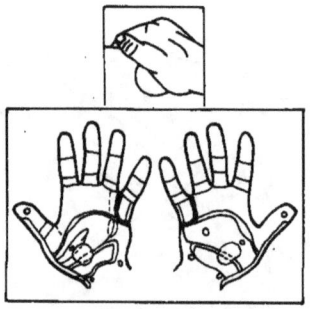 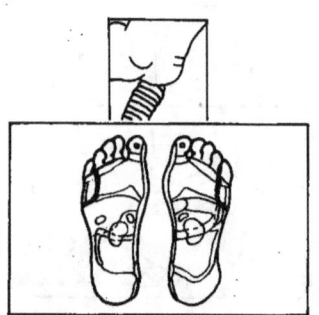

RINS

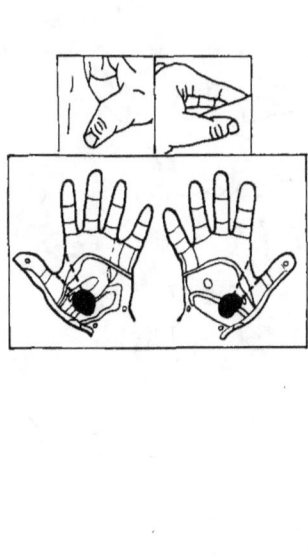

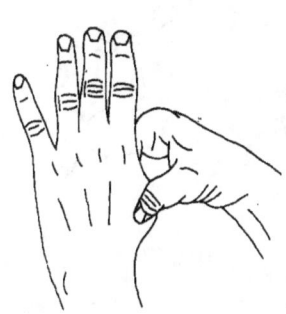

Pág. 93

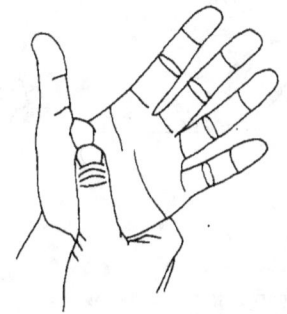

Pág. 91

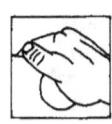

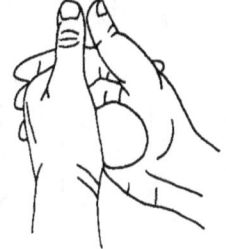

Pág. 104

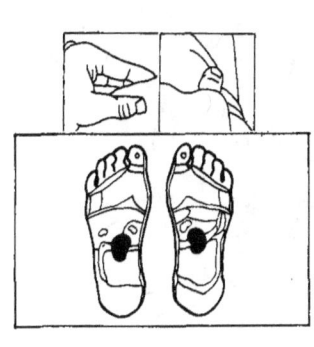

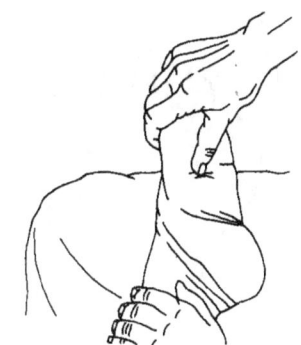

Pág. 56

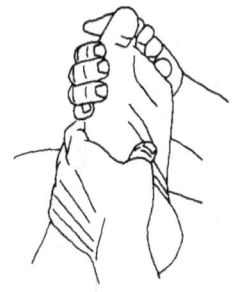

Pág. 59

193

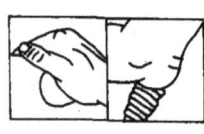

Assistência adicional:
 Relação sistêmica: bexiga

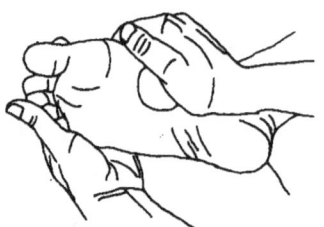

Pág. 73

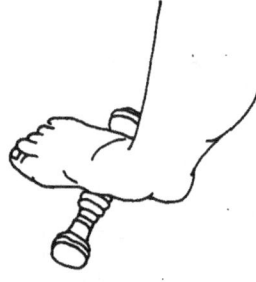

Pág. 77

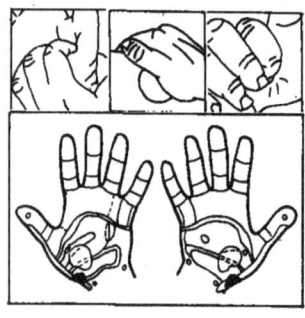

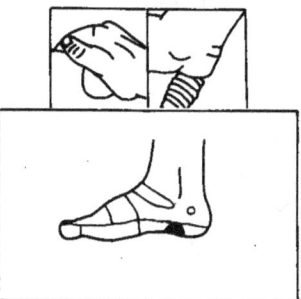

Funções:
eliminação de fluidos,
regulagem de ácido/
equilíbrio alcalino, sal
e outras substâncias
do sangue.

JOELHO/PERNA

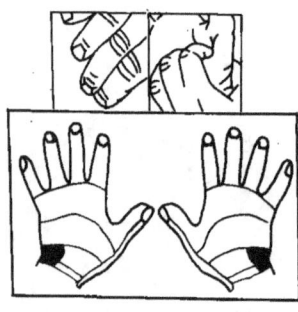

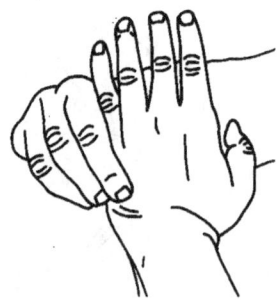
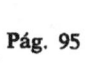

Pág. 95

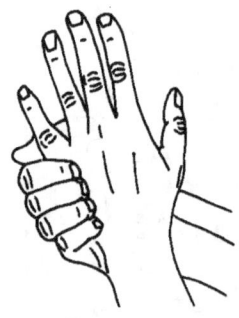

Pág. 96

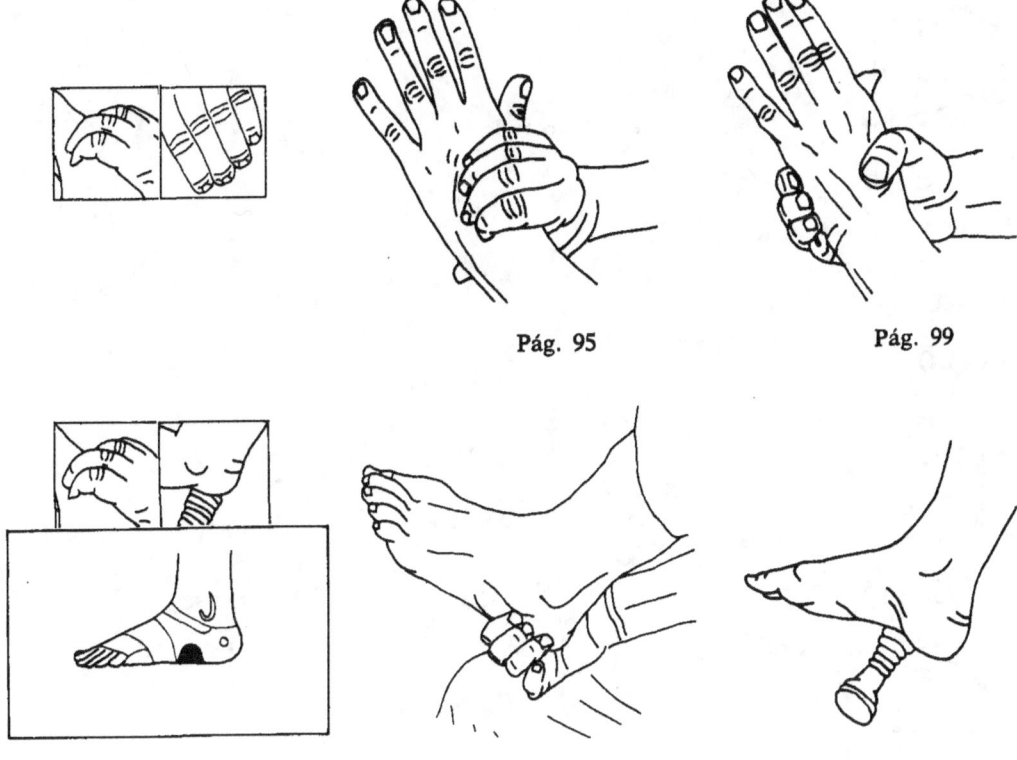

Pág. 95   Pág. 99

Pág. 66   Pág. 75

Assistência adicional:

Relação de vizinhança: região lombar

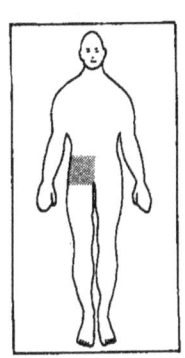
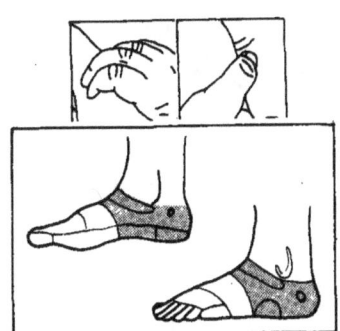

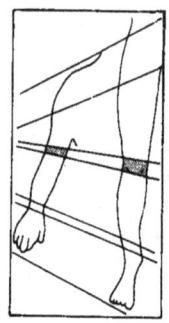

Assistência adicional:
Relação referencial: cotovelo

FÍGADO

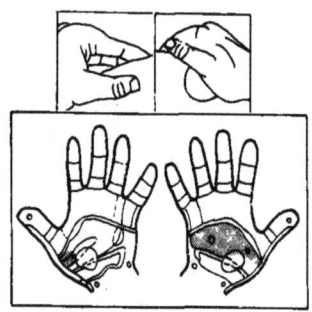

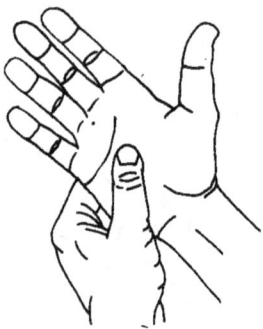

Pág. 86

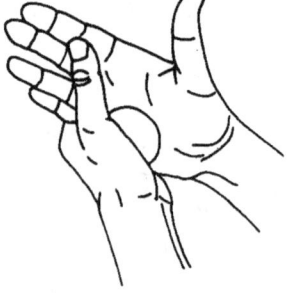

Pág. 104

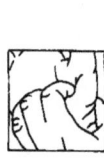

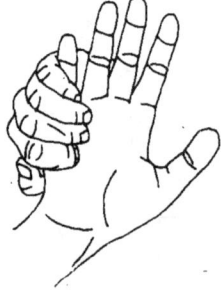

Pág. 90

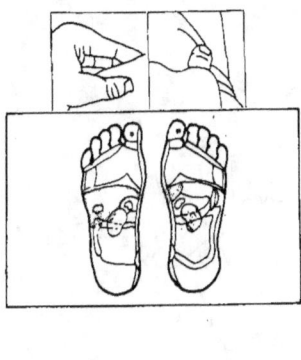

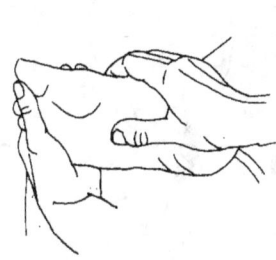

Pág. 56

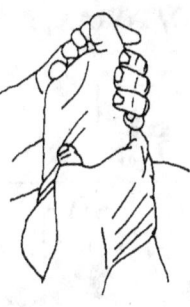

Pág. 59

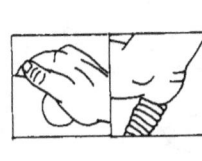

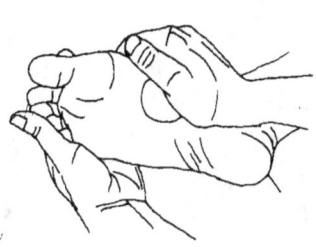

Pág. 73

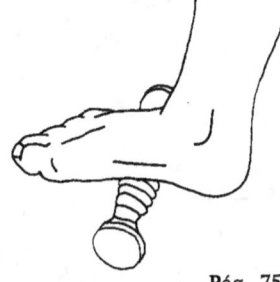

Pág. 75

Assistência adicional:

Relação sistêmica: aparelho digestivo

Funções:
digestão, metabolismo, mecanismo de coagulação, desintoxicação do sangue, armazenamento de nutrientes, produção de calor corporal, contribuição às defesas do organismo.

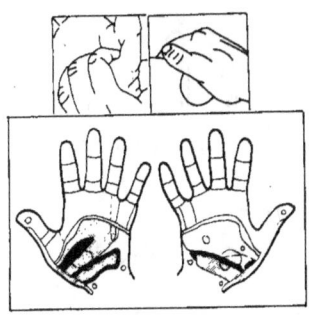

Estômago
Pâncreas
Vesícula
biliar
Cólon
Intestino
delgado

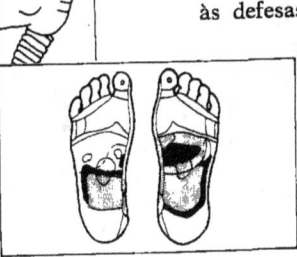

PULMÃO/TÓRAX/PEITO

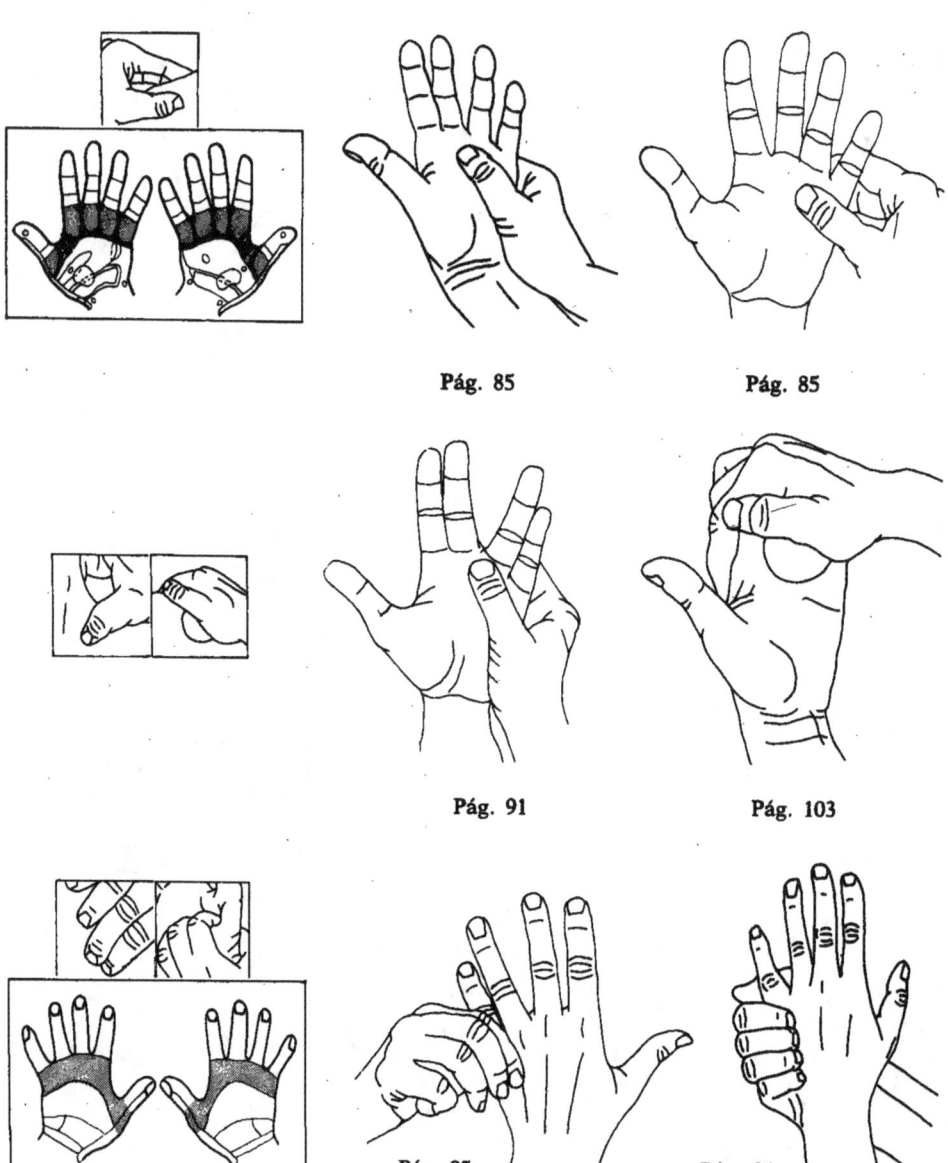

Pág. 85

Pág. 85

Pág. 91

Pág. 103

Pág. 95

Pág. 96

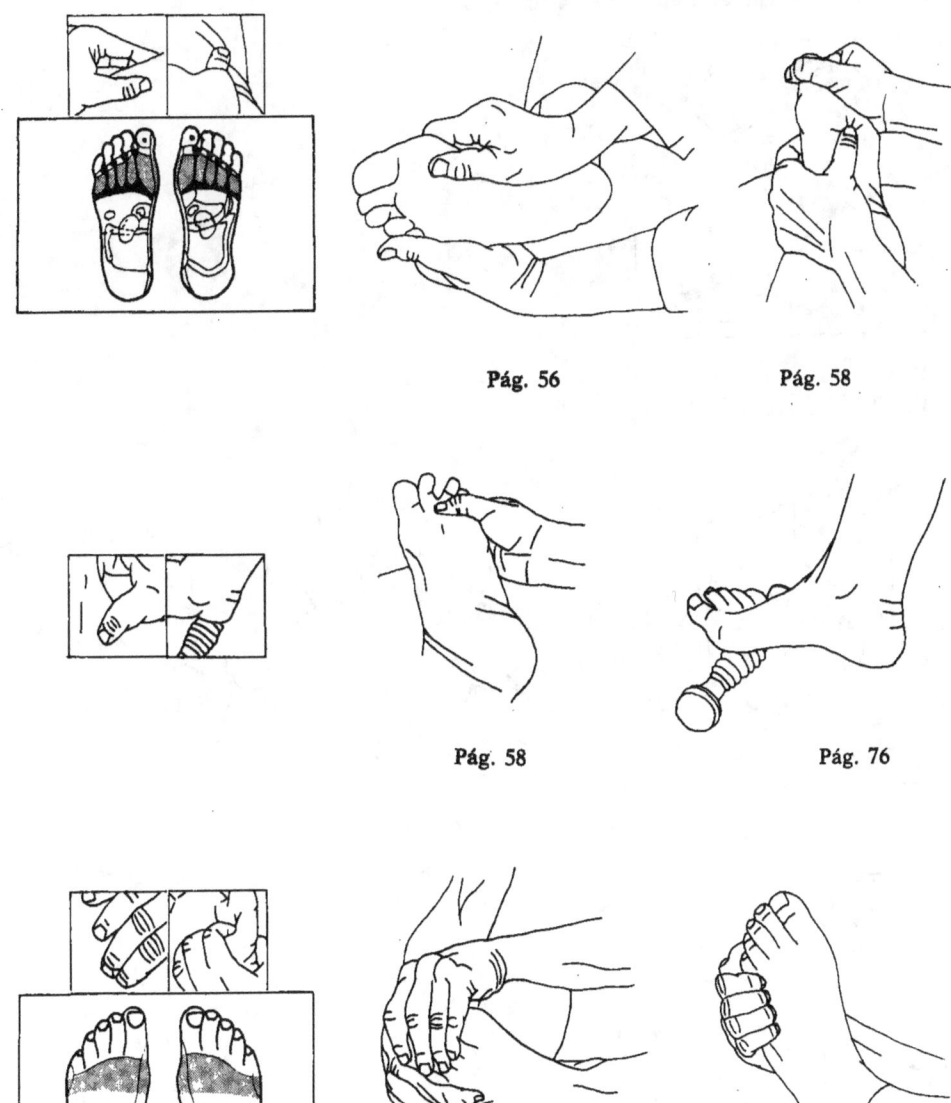

Pág. 56 Pág. 58

Pág. 58 Pág. 76

Pág. 61 Pág. 61

Assistência adicional:

Relação sistêmica: peito, sistema linfático

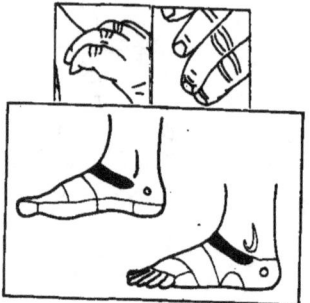

SISTEMA LINFÁTICO

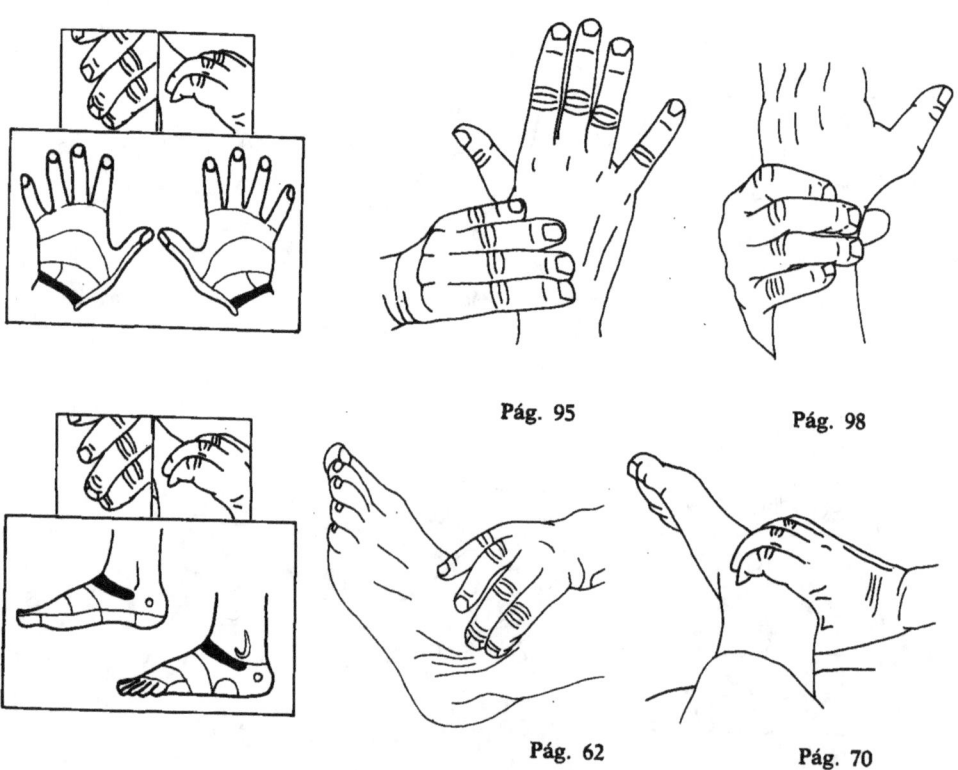

Pág. 95   Pág. 98

Pág. 62   Pág. 70

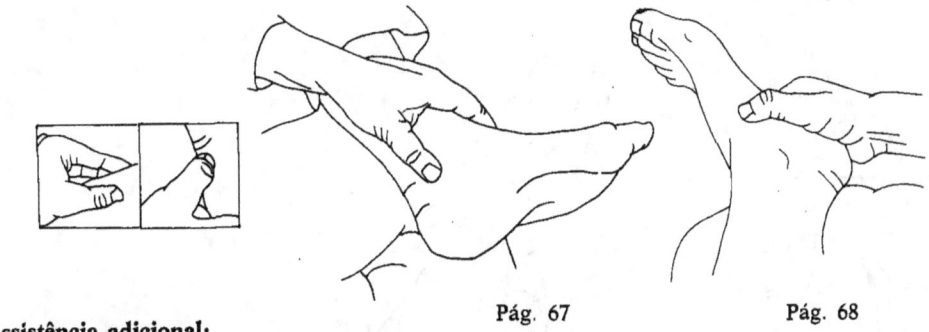

Pág. 67   Pág. 68

Assistência adicional:

Relação de vizinhança: região lombar

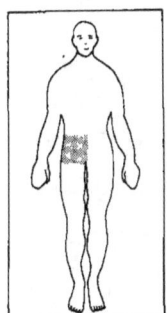 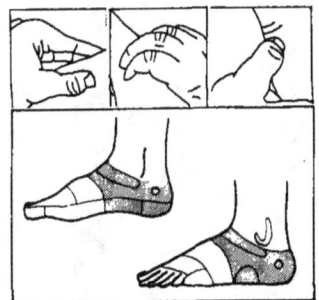

Assistência adicional:

Relação sistêmica: rins/bexiga

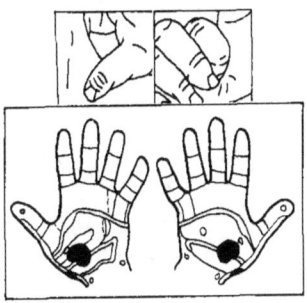

Funções:
combate à infecção,
remoção de resíduos e
fluidos, desintoxicação.

OVÁRIO/TESTÍCULO

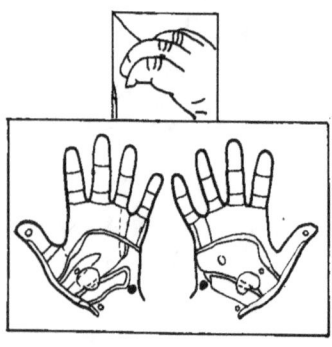

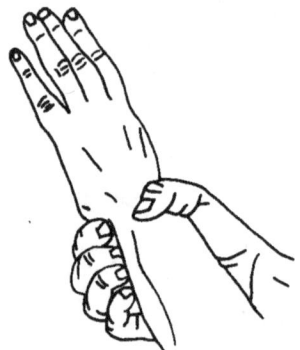

Pág. 98

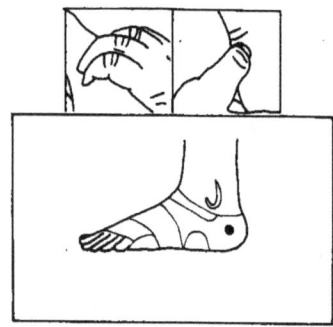

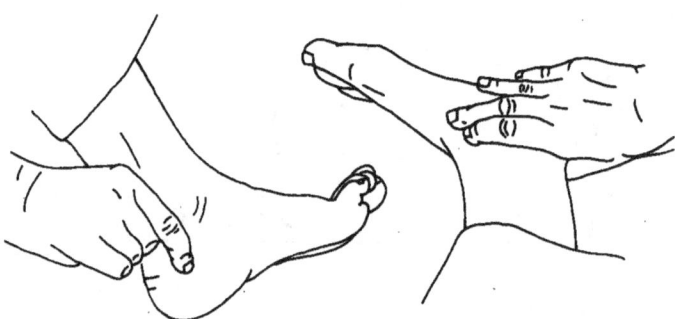

Pág. 69   Pág. 70

Assistência adicional:

Relação de vizinhança: região lombar

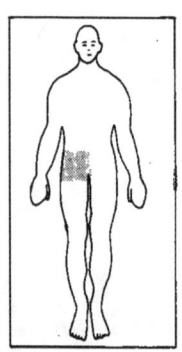

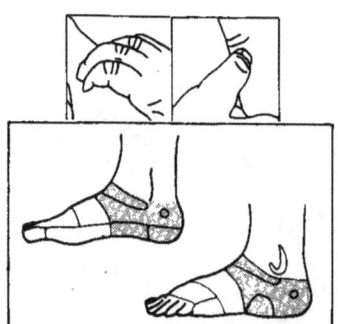

Assistência adicional:

Relação sistêmica: glândulas endócrinas

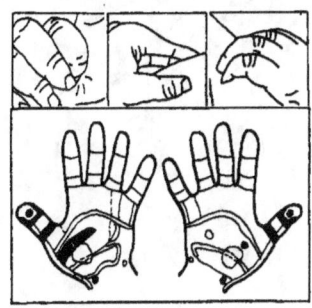

Pituitária, cérebro,
glândulas supra-
renais/tireóide,
pâncreas/útero/
próstata

Funções:
uma das principais
glândulas endócrinas.

Envolvida em: capacidade
reprodutiva, manutenção
do impulso sexuál,
influência sobre vigor
mental e desenvolvimento
físico.

PÂNCREAS

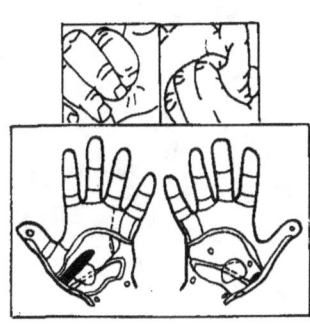

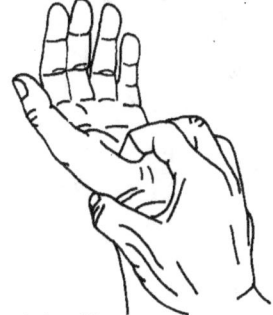

Pág. 88

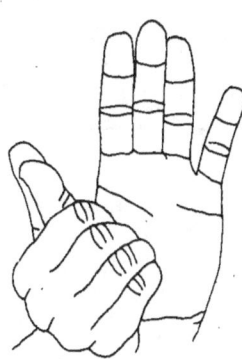

Pág. 89

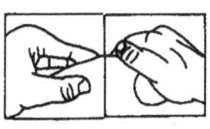

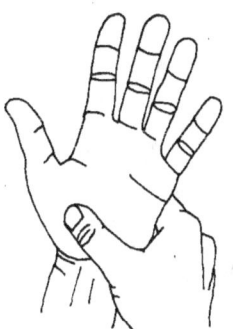

Pág. 86

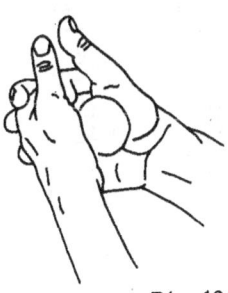

Pág. 104

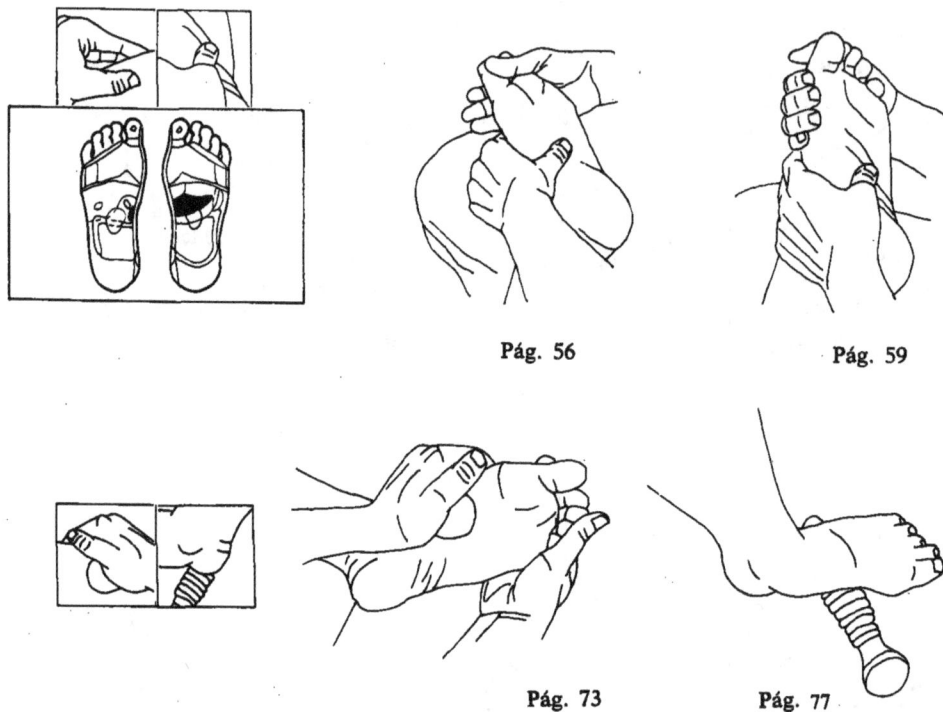

Pág. 56

Pág. 59

Pág. 73

Pág. 77

Assistência adicional:

Relação sistêmica: glândulas endócrinas

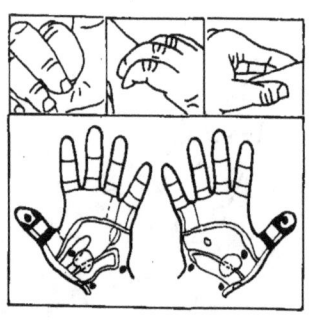

Pituitária, cérebro, glândulas supra-renais/ ovário/testículo, útero/ próstata/tireóide

Funções:
uma das principais glândulas endócrinas.
Envolvida em: energia, níveis de açúcar no sangue, agilidade mental.

PITUITÁRIA

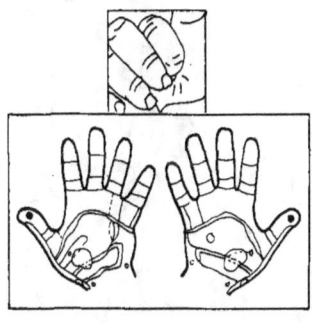

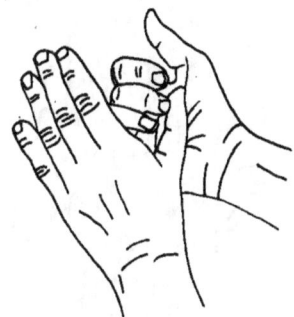

Pág. 87

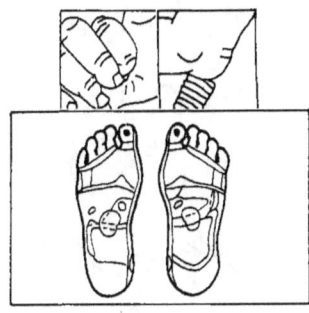

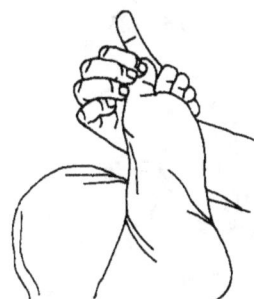

Pág. 57

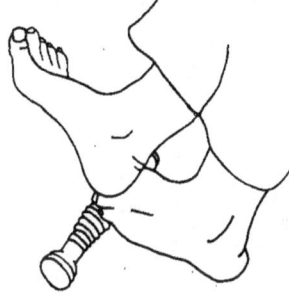

Pág. 76

Assistência adicional:

Relação sistêmica: glândulas endócrinas

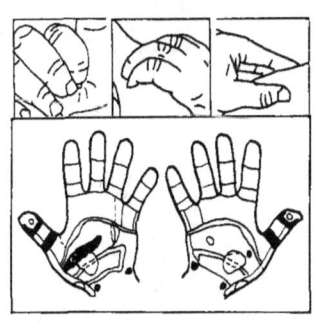

Cérebro, glândulas supra-renais, pâncreas/ovário/testículo, útero/próstata/tireóide

Funções:
uma das principais glândulas endócrinas.
Envolvida em:
crescimento, metabolismo, regulagem de outras glândulas endócrinas, controle de temperatura.

PRÓSTATA (Ver Útero/Próstata)

OMBRO

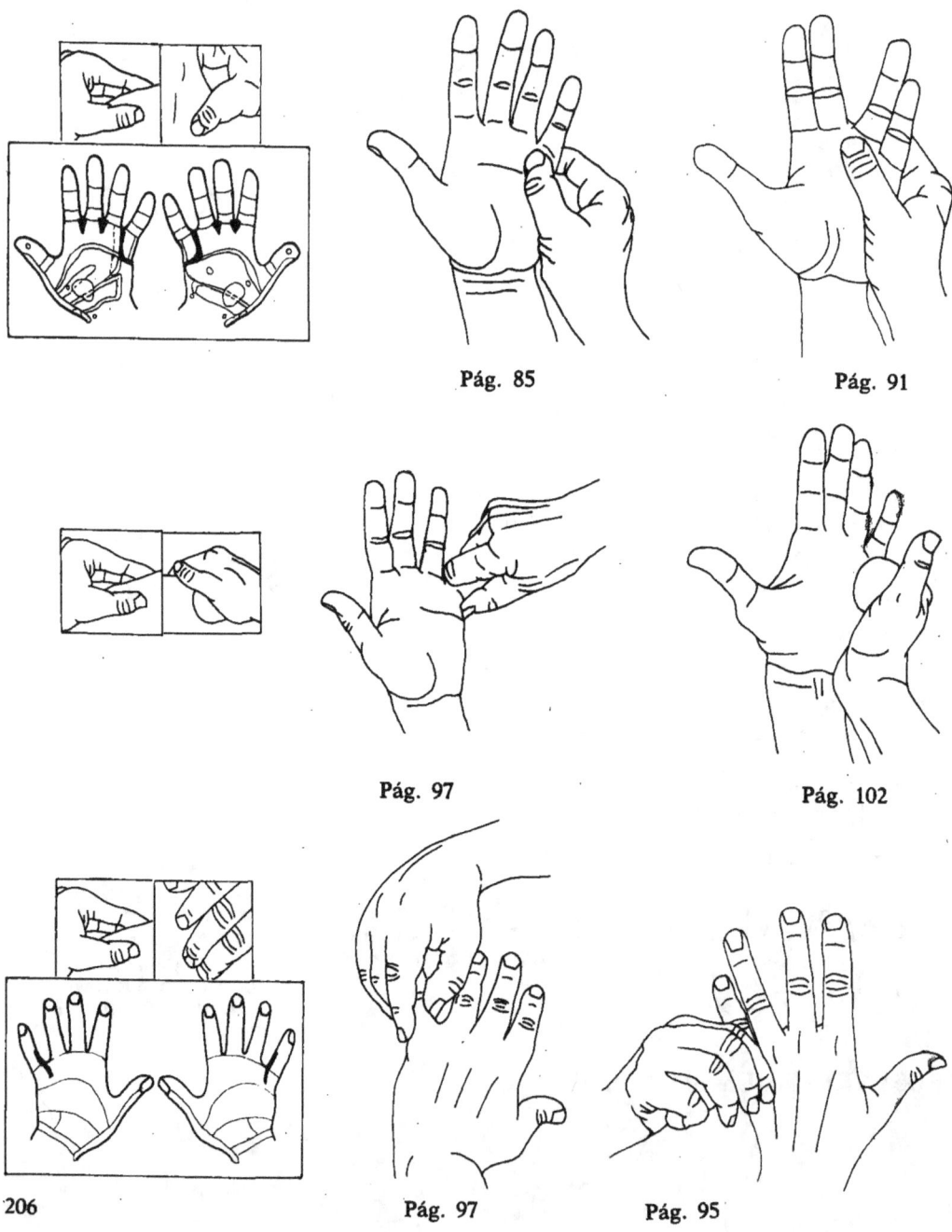

Pág. 85

Pág. 91

Pág. 97

Pág. 102

206

Pág. 97

Pág. 95

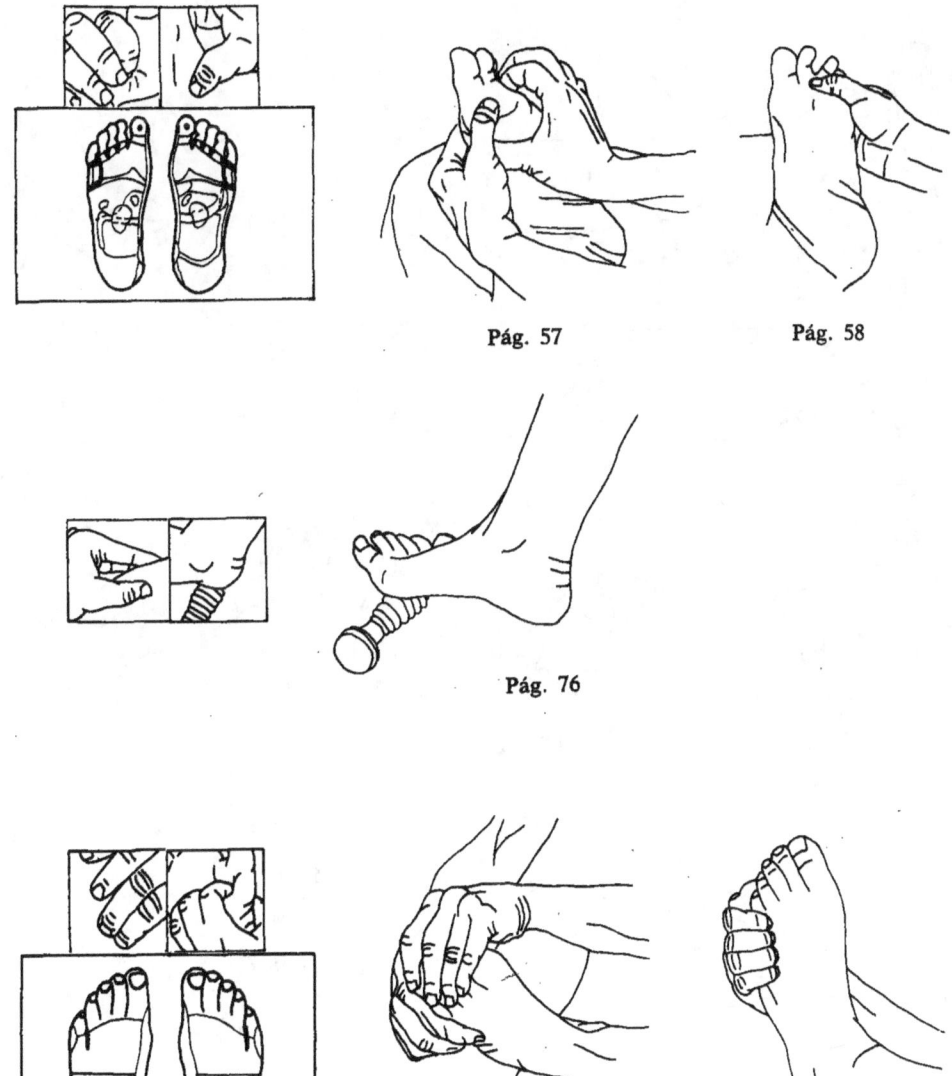

Pág. 57   Pág. 58

Pág. 76

Pág. 61   Pág. 61

Assistência adicional:

Relação referencial: quadril

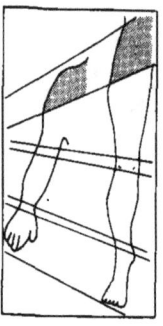 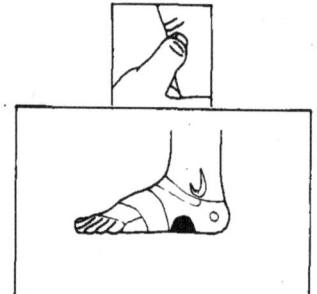

SEIOS PARANASAIS

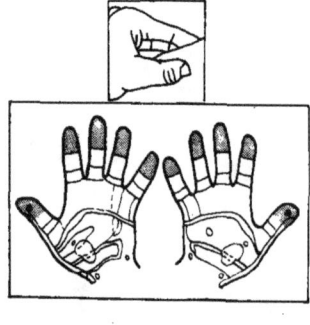 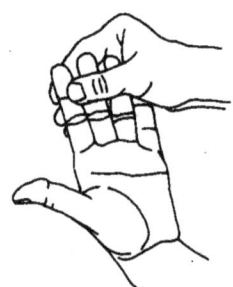 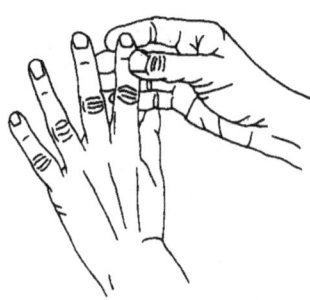

Pág. 85   Pág. 93

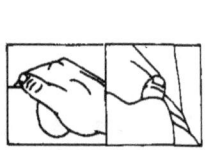 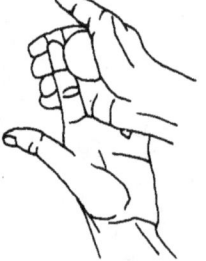 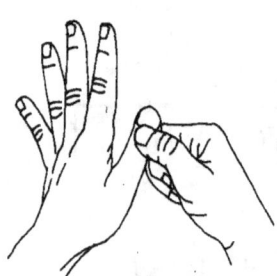

Pág. 102   Pág. 93

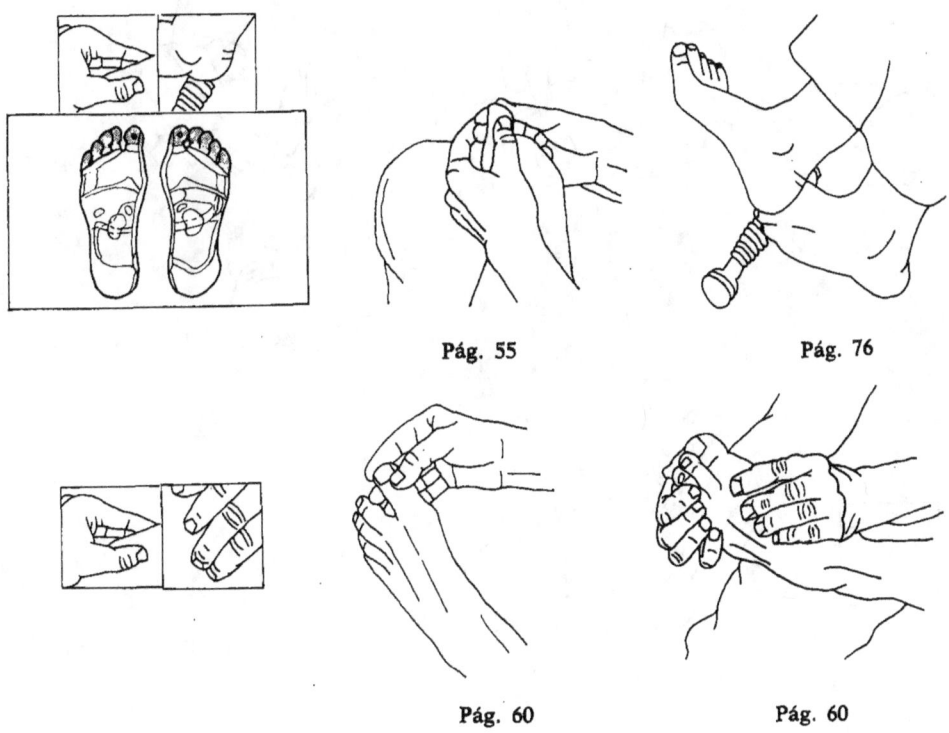

Pág. 55

Pág. 76

Pág. 60

Pág. 60

PLEXO SOLAR

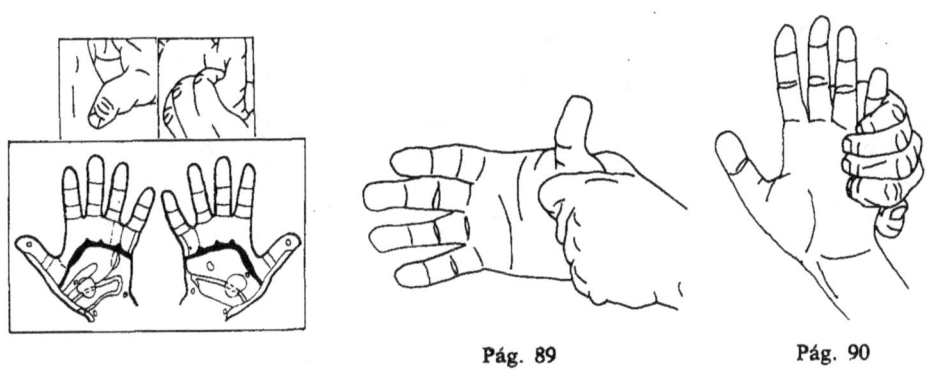

Pág. 89

Pág. 90

209

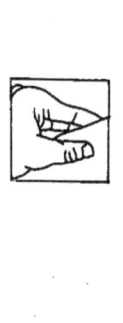 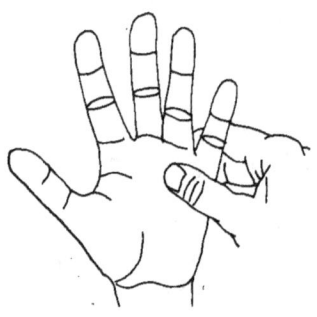 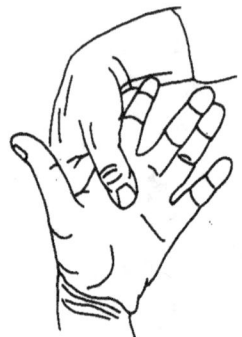

Pág. 85   Pág. 85

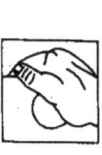 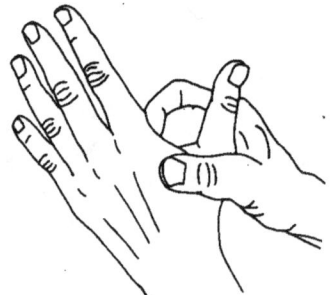

Pág. 103

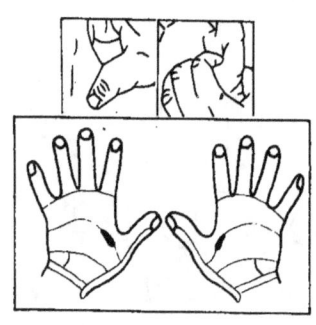 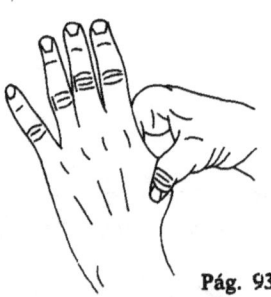 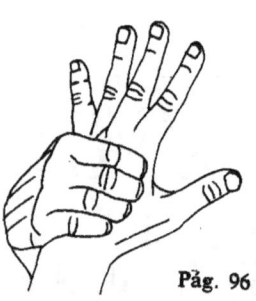

Pág. 93   Pág. 96

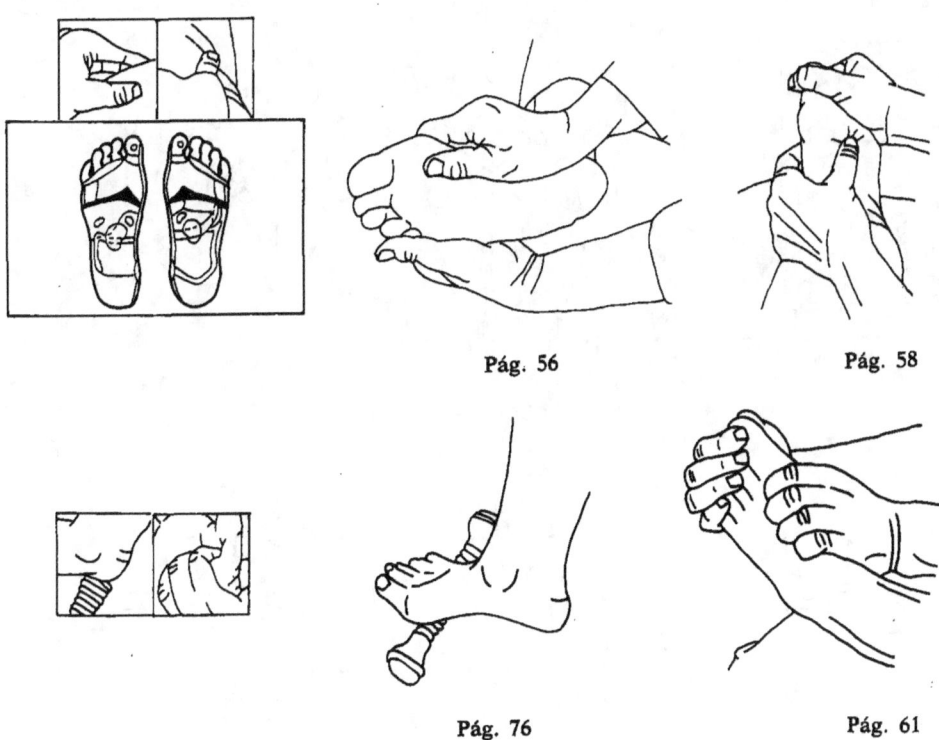

Pág. 56

Pág. 58

Pág. 76

Pág. 61

211

ESPINHA — Pescoço/sétima cervical

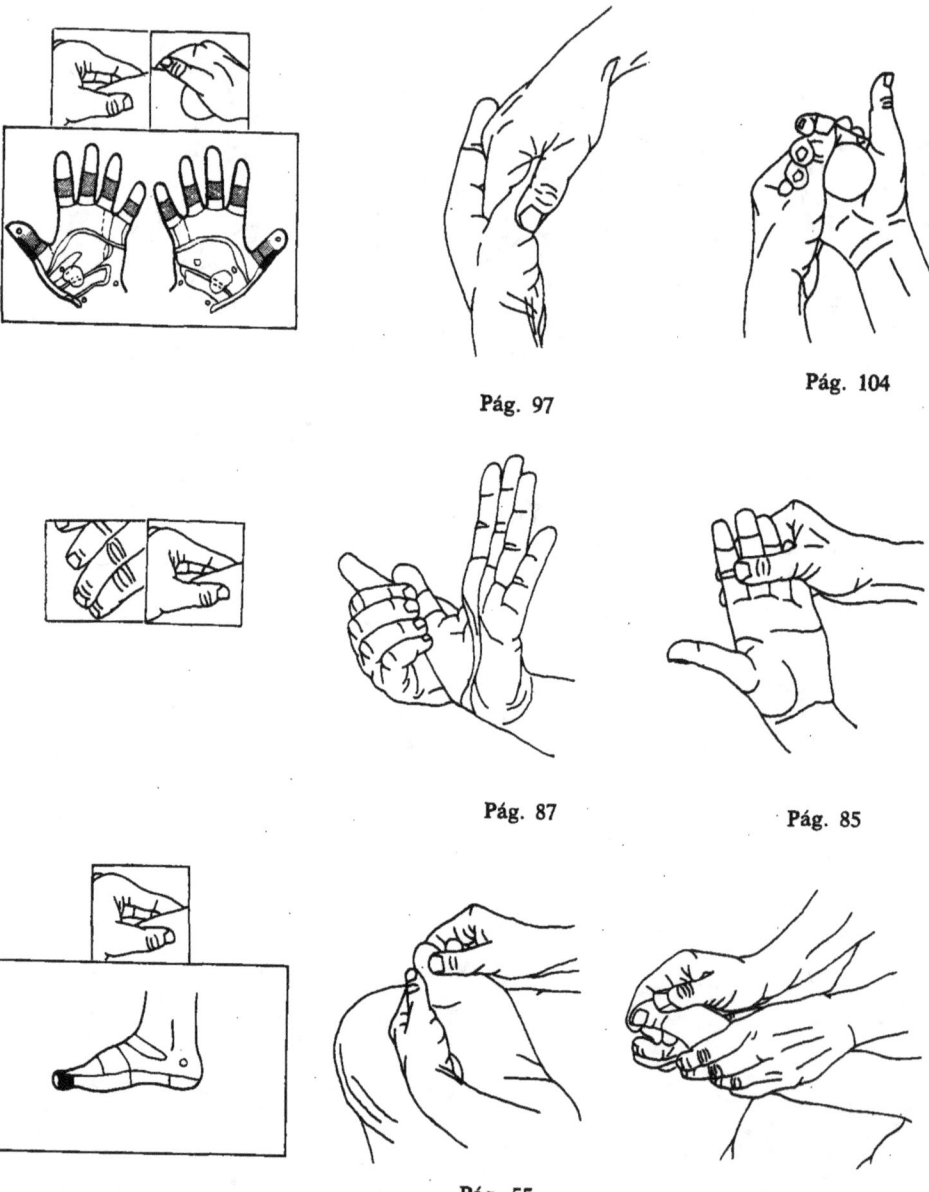

Pág. 97

Pág. 104

Pág. 87

Pág. 85

Pág. 55

Pág. 63

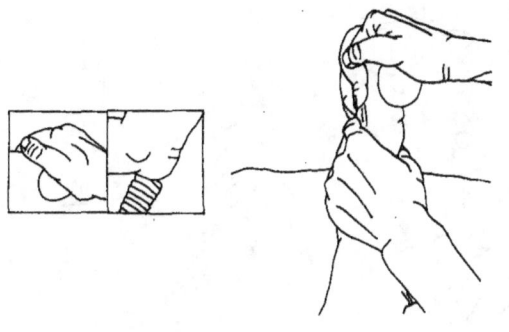

Pág. 71

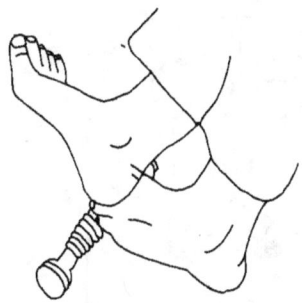

Pág. 76

Entre os ombros

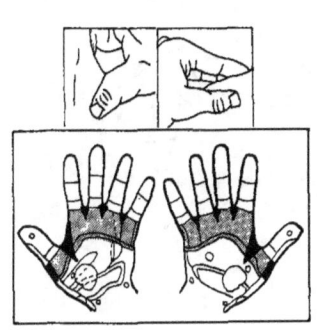

Pág. 91

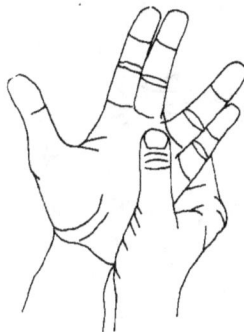

Pág. 85

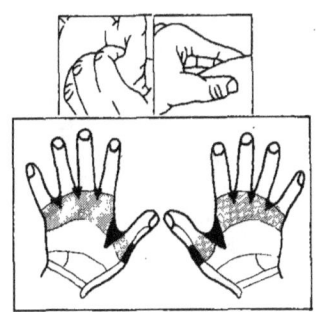

Pág. 96

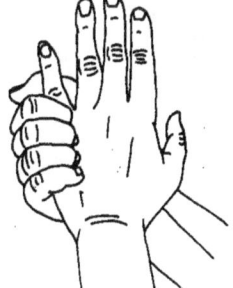

Pág. 95

213

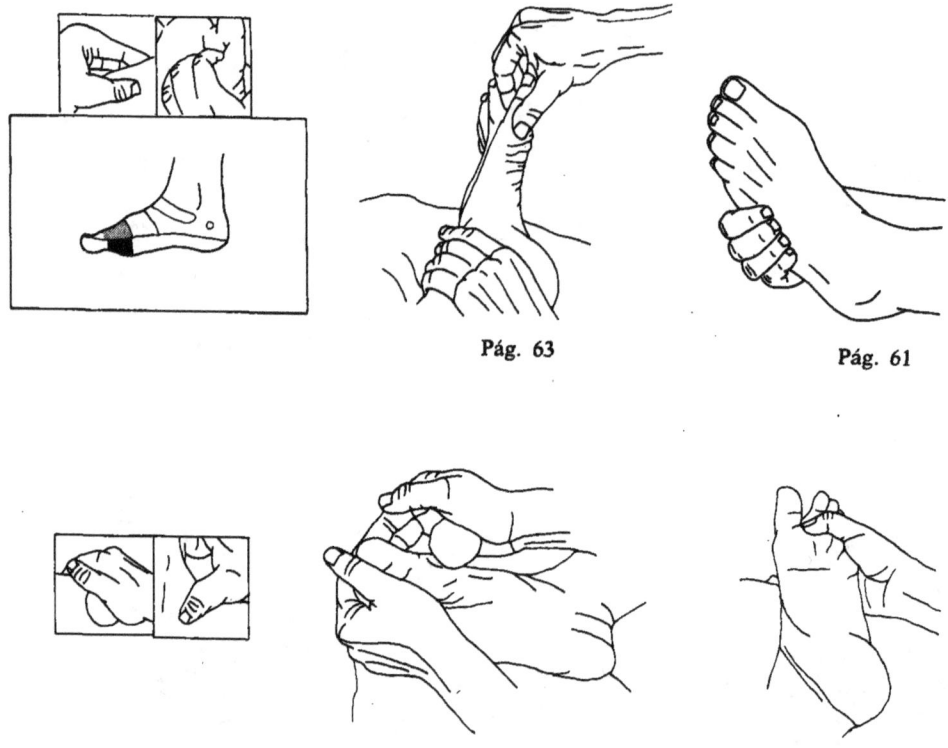

Pág. 63

Pág. 61

Pág. 71

Pág. 58

Dorsal

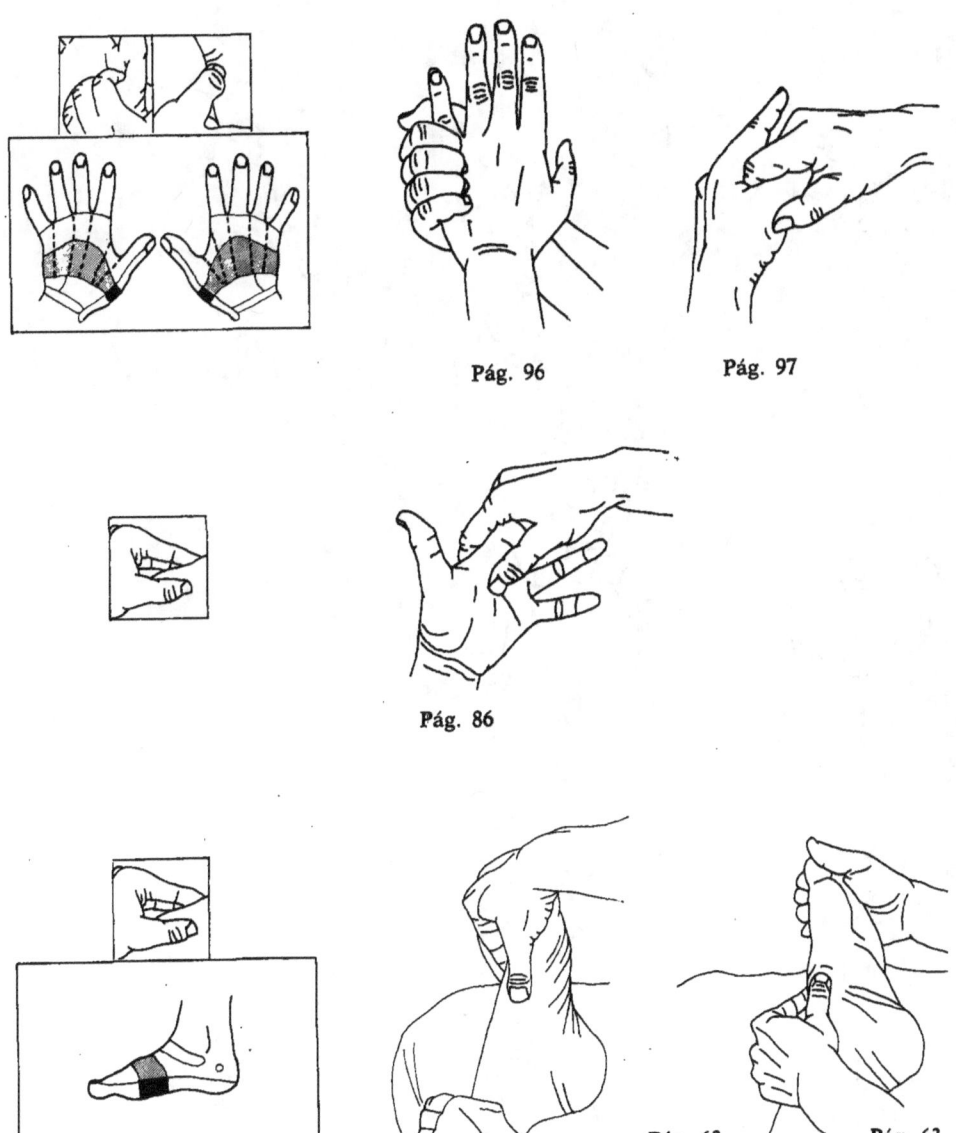

Pág. 96   Pág. 97

Pág. 86

Pág. 63   Pág. 63

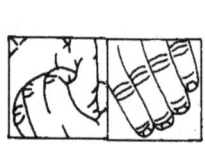
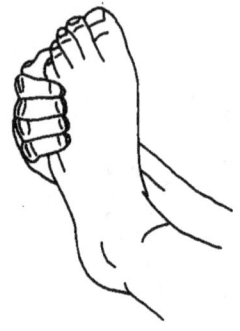
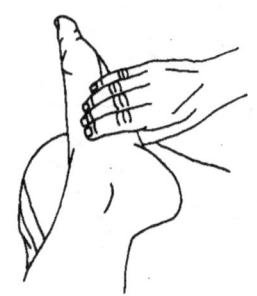

Pág. 61   Pág. 62

Lombar

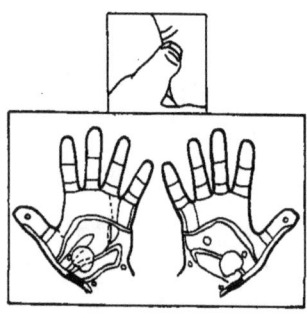
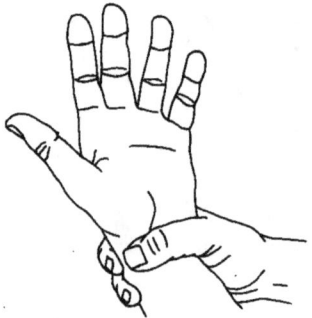

Pág. 99

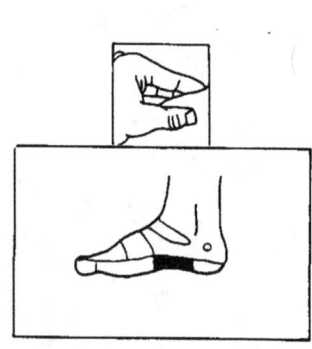
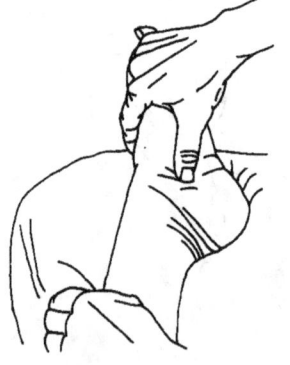
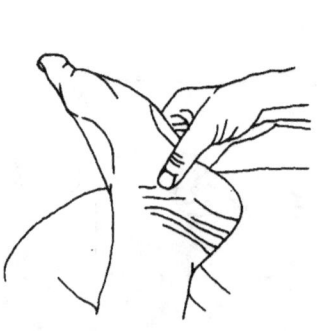

Pág. 64   Pág. 64

216

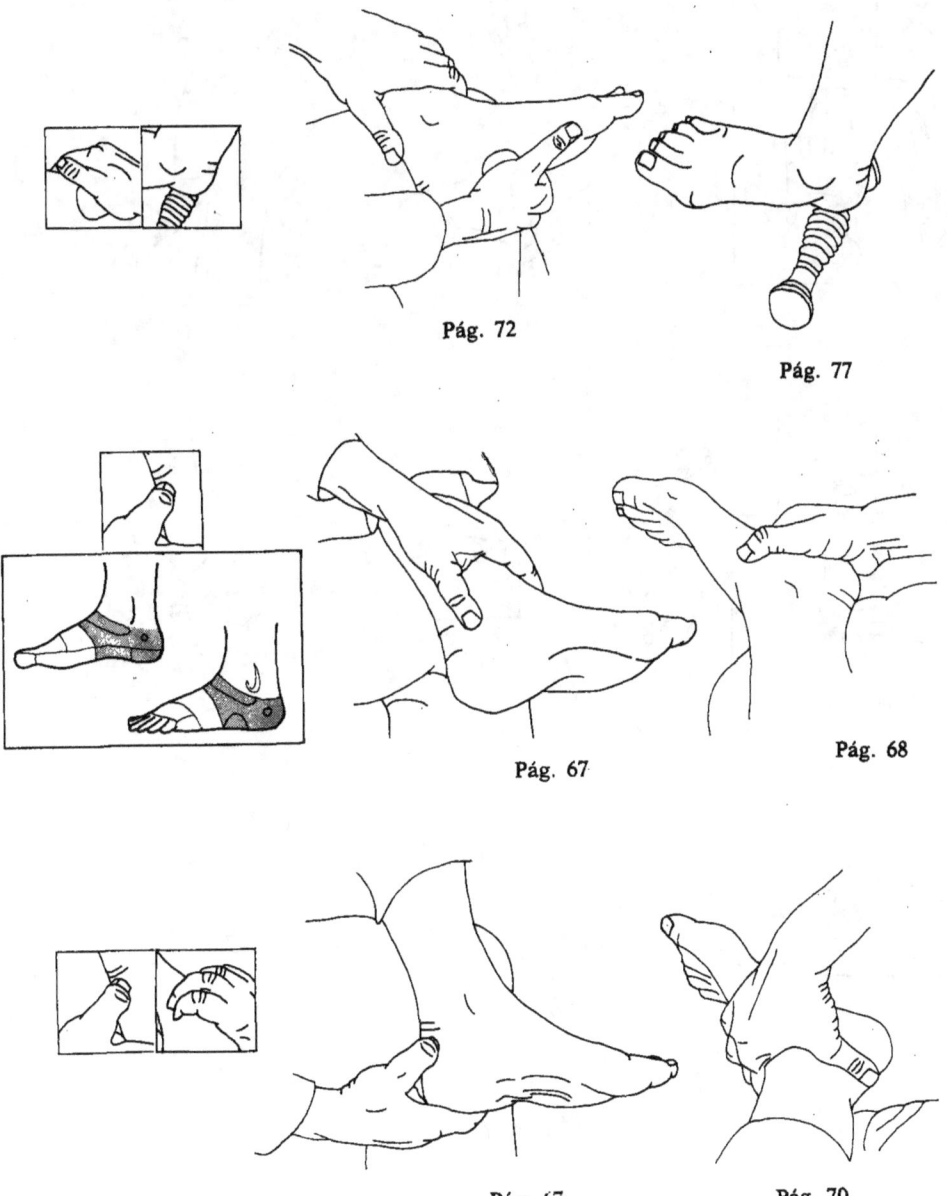

Pág. 72

Pág. 77

Pág. 67

Pág. 68

Pág. 67

Pág. 70

CÓCCIX

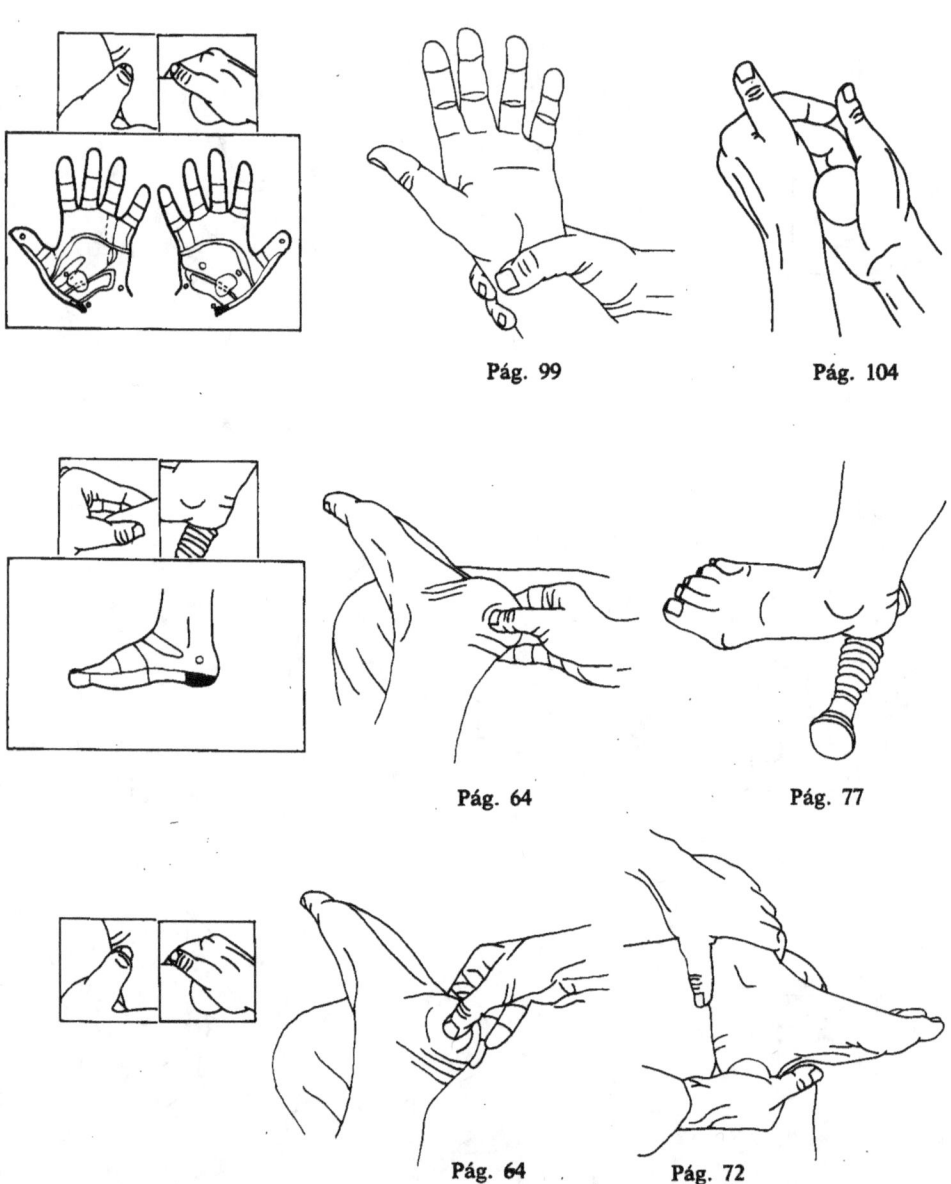

Pág. 99

Pág. 104

Pág. 64

Pág. 77

Pág. 64

Pág. 72

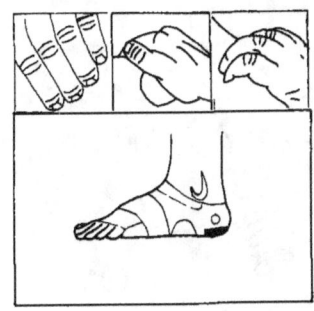 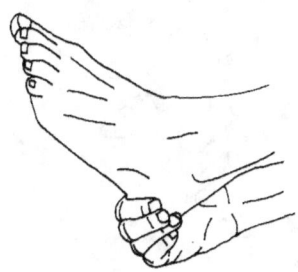

Pág. 66

BAÇO

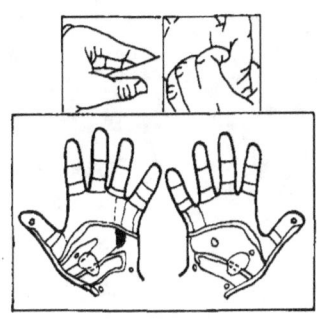 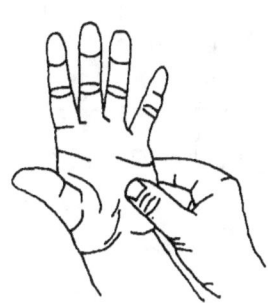 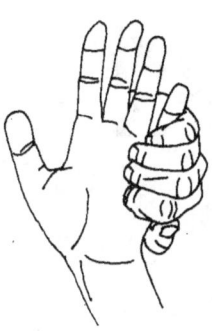

Pág. 86   Pág. 90

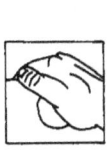 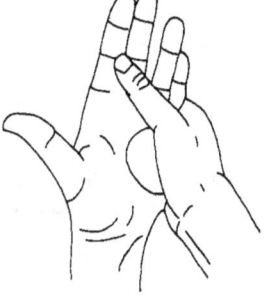

Pág. 104

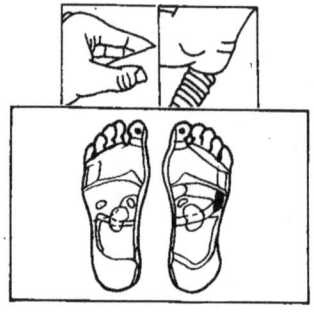

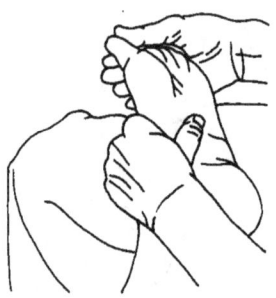

Pág. 56

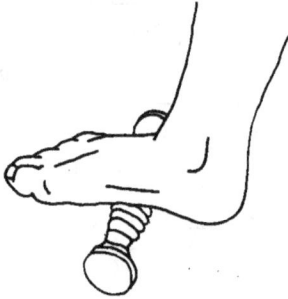

Pág. 75

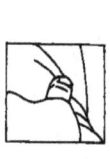

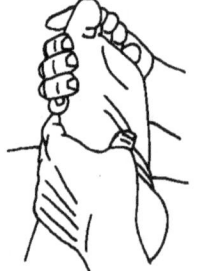

Pág. 59

Assistência adicional:

Relação sistêmica: fígado

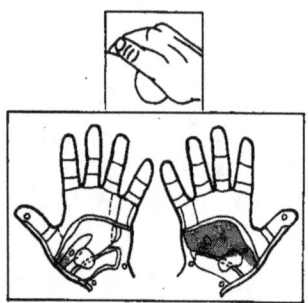

Funções:
Envolvidas em: infecção, controle de qualidade de células sanguíneas.

220

ESTÔMAGO

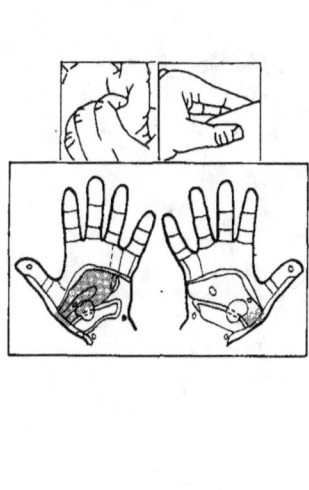

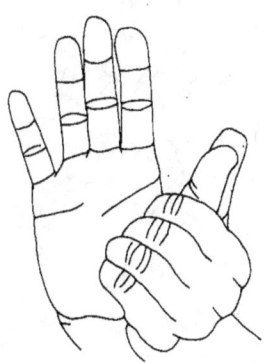

Pág. 89

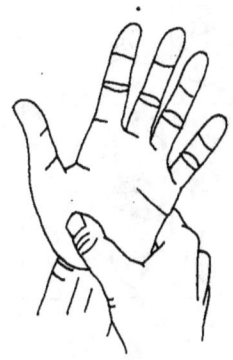

Pág. 86

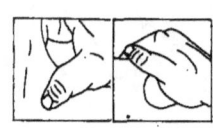

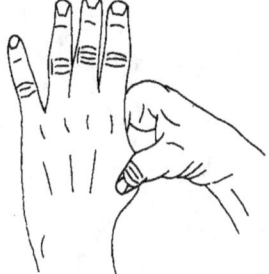

Pág. 93

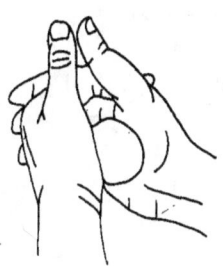

Pág. 104

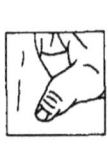

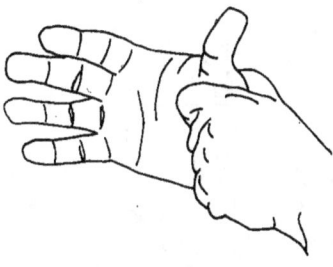

Pág. 91

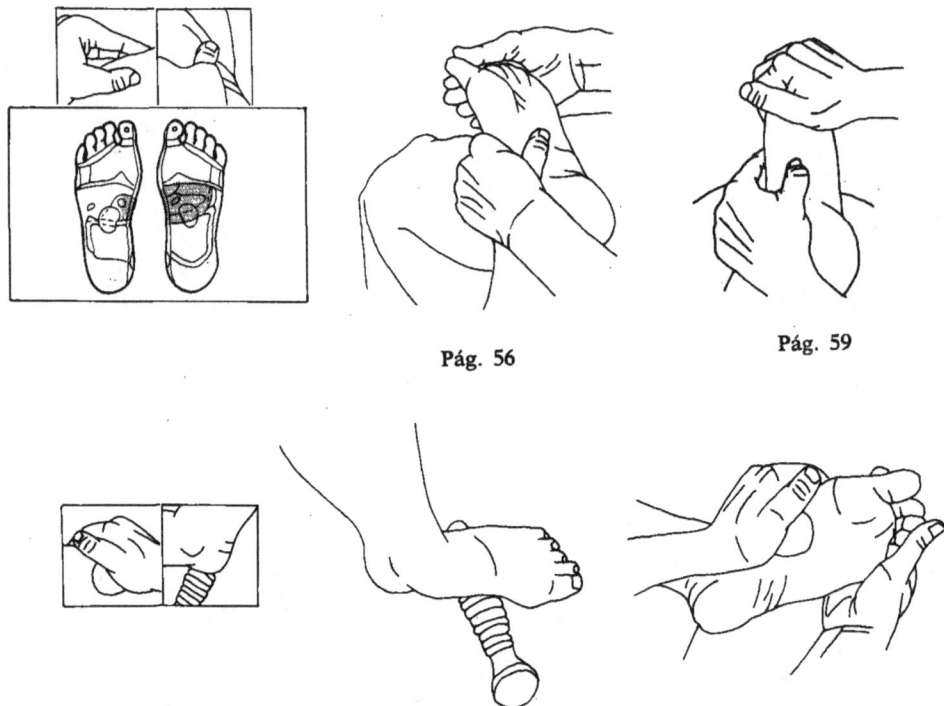

Pág. 56

Pág. 59

Pág. 77

Pág. 73

Assistência adicional:

Relação sistêmica: aparelho digestivo

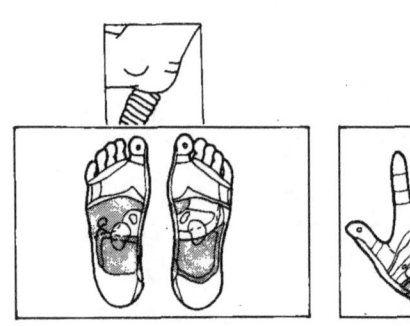
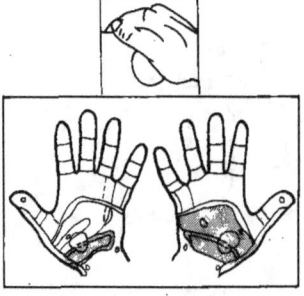

Fígado, cólon,
intestino delgado,
pâncreas

DENTES

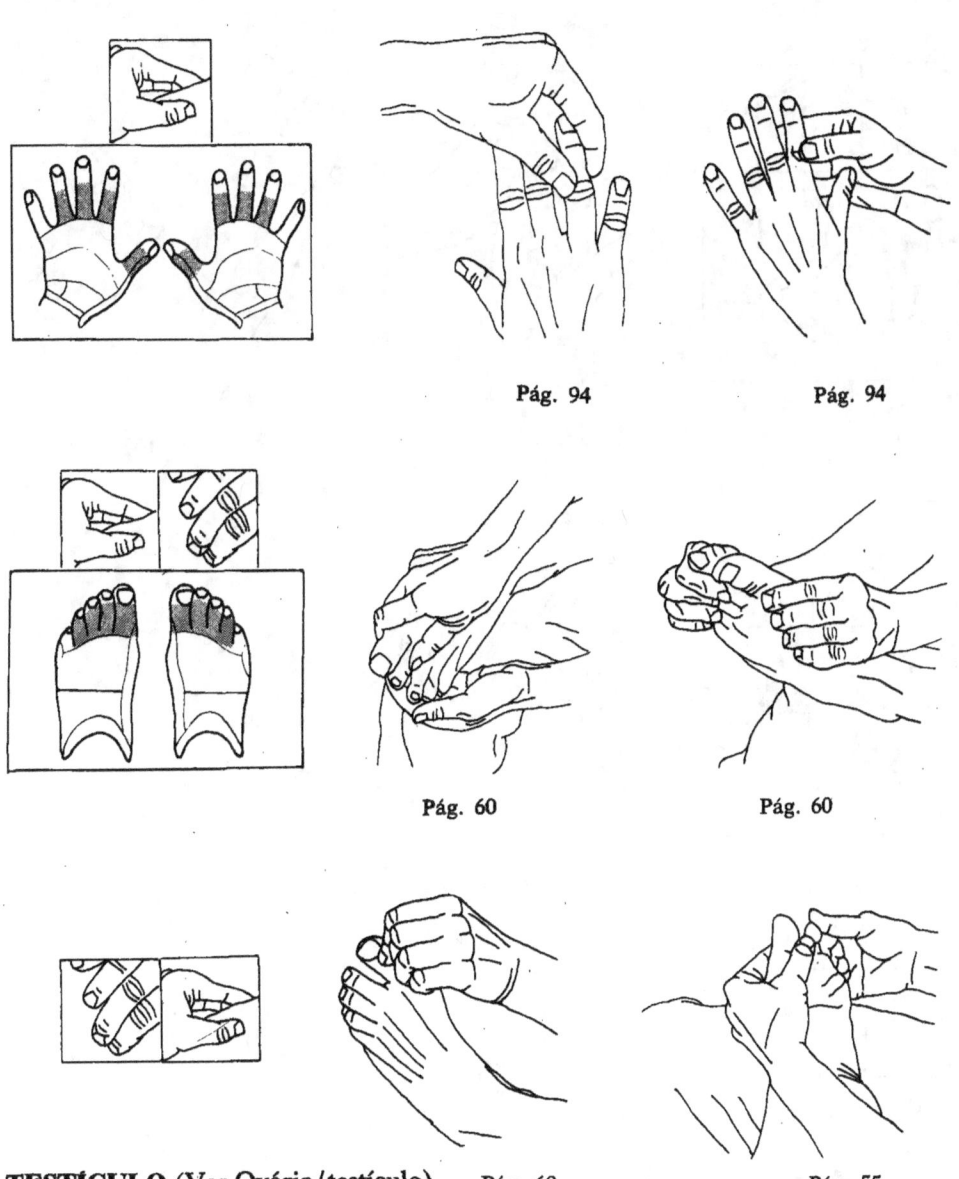

Pág. 94   Pág. 94

Pág. 60   Pág. 60

TESTÍCULO (Ver Ovário/testículo)   Pág. 60   Pág. 55

TIREÓIDE/PARATIREÓIDE

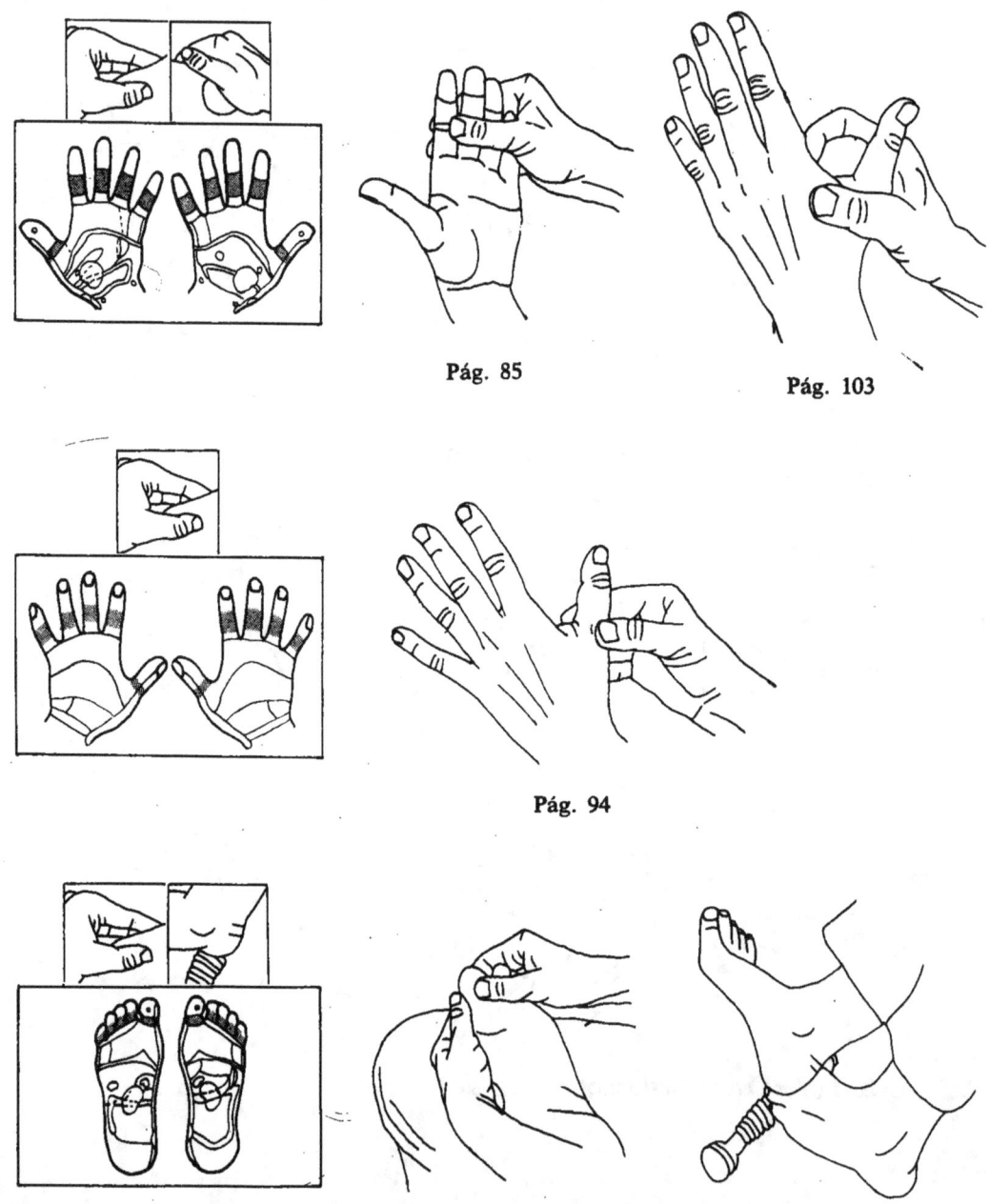

Pág. 85

Pág. 103

Pág. 94

224

Pág. 55

Pág. 76

Assistência adicional:

Relação sistêmica: glândulas endócrinas

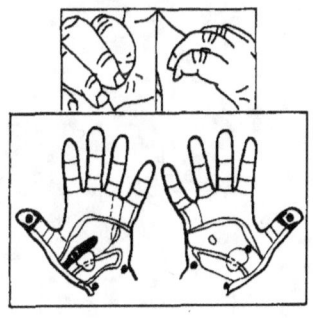

Pituitária, cérebro,
glândulas supra-renais,
pâncreas/útero/próstata,
ovário/testículo

Funções:
uma das principais
glândulas endócrinas.
Envolvida em:
metabolismo, pele seca,
colesterol, crescimento,
paratireóide, níveis de
cálcio, cólicas.

ÚTERO/PRÓSTATA

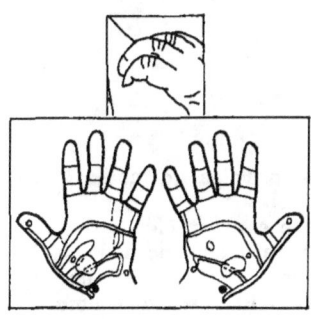

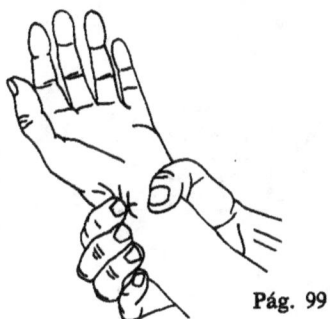

Pág. 99

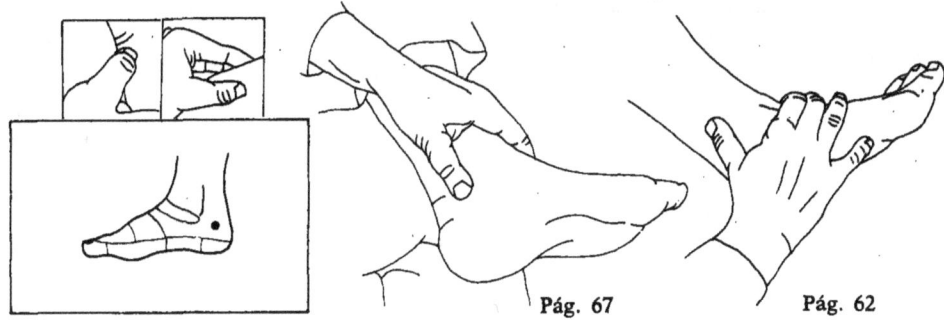

Pág. 67   Pág. 62

Assistência adicional:

Relação sistêmica: glândulas endócrinas

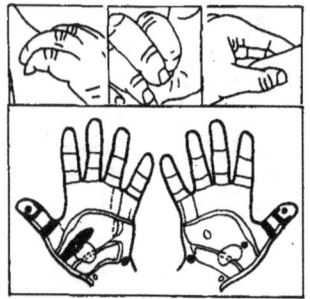

Ovário/testículo/pituitária,
cérebro, glândulas supra-renais/
pâncreas/tireóide

Assistência adicional:

Relação de vizinhança: região lombar

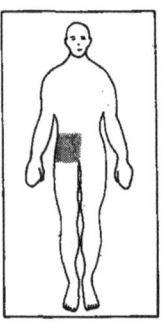 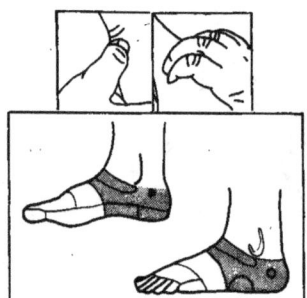

Função:
uma das principais glândulas
endócrinas.
Envolvida em: capacidade
reprodutiva, manutenção do
impulso sexual, influência sobre
vigor mental e desenvolvimento
físico.

PULSO

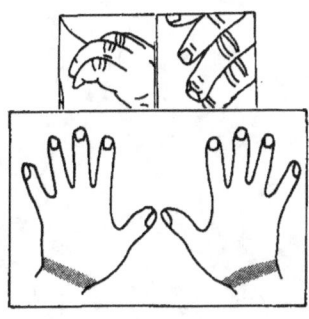 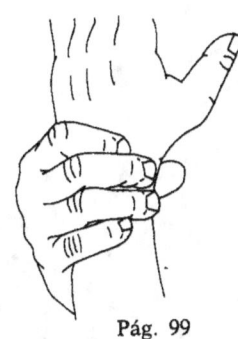 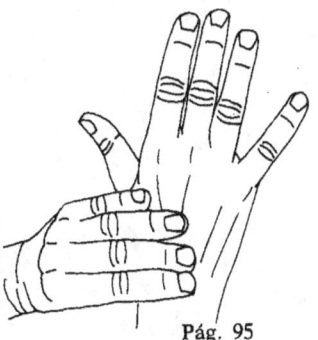

Pág. 99   Pág. 95

Assistência adicional:

Relação referencial: tornozelo

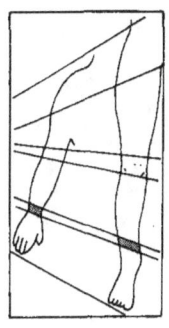 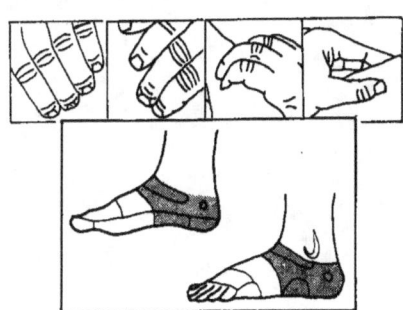

Assistência adicional:

Relação de vizinhança: ombro

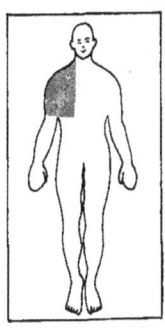 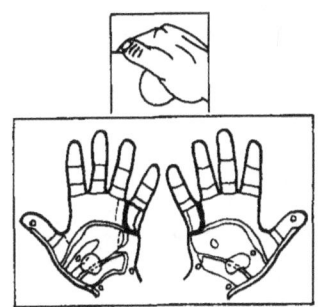 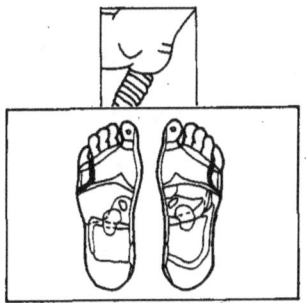

FILOSOFIA DA AUTO-AJUDA

"Todos nós contribuímos para ficar doentes através de uma combinação de fatores mentais, físicos e emocionais. É possível que você ande negligenciando uma dieta razoável, exercícios ou repouso. É possível que tenha estado muito tenso ou ansioso por um longo período sem fazer o suficiente para relaxar, ou mantido uma carga excessiva de trabalho ou ainda se empenhado tanto em atender às necessidades dos outros que ignorou as próprias. Talvez tenha adotado atitudes e crenças que o impediram de vivenciar experiências emocionais satisfatórias. Em resumo, pode ser que tenha falhado em reconhecer seus limites físicos e emocionais." Simonton, O. Carl, M. D.; Matthews-Simonton, Stephanie; Creighton, James L. *Getting well again.* Nova York, Bantam Books, 1978, p. 97.

Cada indivíduo tem muito a dizer sobre a própria saúde. Dietas alimentares, programas de exercícios ou redução de estresse resultam mais eficazes quando controlados pela pessoa.

A auto-ajuda consiste numa filosofia que enfatiza a auto-avaliação como elemento-chave num programa de bem-estar. A auto-avaliação desempenha um papel importante para o sistema sensorial do organismo. Através do uso do mecanismo de autopercepção, pode-se ajudar a regular os níveis de tensão e/ou desenvolver uma relação mais positiva com determinada parte do corpo. Em outras palavras, o trabalho com mãos e pés pode proporcionar:

- melhor comunicação por todo o corpo,
- uma sensação de que há sempre um potencial para mudança,
- um modo de anular os efeitos prejudiciais da tensão e um método para transformar o estresse numa forma mais construtiva de energia,
- uma perspectiva diferente do corpo, enfatizando os pés e as mãos como contribuintes do sistema orgânico.

Pode-se praticar o bem-estar. Trabalhar com mãos e pés constitui um meio de promover a aptidão inata do corpo para sentir-se bem. A oportunidade de interagir está sempre presente.

Este livro é um manual das possibilidades de interação com as mãos e os pés. Como tema central, temos que *é possível tirar proveito do modo de funcionamento do corpo e usar essa informação para redução de estresse e conservação de energia.*

Trata-se de um método simples e direto de interação com as complexidades do corpo. A simplicidade reside na aplicação de experiências sensórias. A complexidade reside na interpretação orgânica da experiência.

"Aprendi algo mais. Aprendi a nunca subestimar a capacidade de regeneração da mente e do corpo humano — mesmo quando as perspectivas parecem das mais pessimistas. A força vital talvez seja a menos compreendida do mundo. Segundo William James, os seres humanos tendem a viver demais dentro de limites impostos a si mesmos. É possível que esses limites retrocedam ao respeitarmos mais plenamente o impulso natural da mente e do corpo humano para a perfeição e a regeneração. A proteção e o trato desse impulso podem muito bem representar o mais delicado exercício de liberdade humana." Cousins, Norman. *Anatomy of an illness.* Nova York, W. W Norton & Co., 1979, p. 48.

BIBLIOGRAFIA

Cousins, Norman. *Anatomy of an illness*, Nova York, W. W. Norton and Co., 1979.

Dale, Ralph Alan. "The micro-acupuncture systems", *American Journal of Acupuncture*, 4 (1), março de 1976.
————— "The micro-acupuncture systems", *American Journal of Acupuncture*, 4 (3), julho/setembro de 1976.

Gellhorn, Ernst & Loofburrow, G. W. *Emotions and emotional disorders: a neuro-physiological study*. Harper and Row, 1963.

Gellhorn, Ernst. *Principles of autonomic somatic integration*. University of Minnesota Press, 1967.

Guyton, Arthur C. *Basic human physiology: normal function and mechanisms of disease*. W. B. Saunders Company, 1971.
————— *Function of the human body*. W. B. Saunders Company, 1969.

Jung, Carl G. *Man and his symbols*. Dell Publishing Co., 1968.

Miller, Jonathan. *The body in question*. Vintage, 1982.

Montagu, Ashley. *Touching; the human significance of the skin*. Harper and Row, 1971.

Napier, John. "The antiquity of human walking", *Scientific American*, abril de 1967.
————— "The evolution of the hand", *Scientific American*, dezembro de 1962.

Pribram, Karl H. *Languages of the brain: experimental paradoxes and principles of neuropsychology*. Prentice-Hall, Inc., 1971.

Selye, Hans. *Stress without distress*. The New American Library, Inc., 1974.

Simonton, O. Carl; Matthews-Simonton, Stephanie; Creighton, James L. *Getting well again*. Bantam Books, 1978.

Thompson, Richard F. *Foundation of physiological psychology*. Harper and Row, 1967.

ÍNDICE REMISSIVO